MANUAL DE GONIOMETRIA

3ª EDIÇÃO REVISADA E AMPLIADA

AMÉLIA PASQUAL MARQUES
Professora Doutora do Curso de Fisioterapia da
Faculdade de Medicina da Universidade de São Paulo

MANUAL DE GONIOMETRIA

3ª EDIÇÃO REVISADA E AMPLIADA

Copyright © Editora Manole Ltda., 2014, por meio de contrato com a autora

Capa Departamento de Arte da Editora Manole
Projeto gráfico Gabriela Guenther e
  Departamento Editorial da Editora Manole
Editoração eletrônica JLG Editoração Gráfica
Fotos Lelo Jachimovicz
Ilustrações Raul Cecílio Menezes Junior, Edgard Lopes Benassati,
  Ricardo Corrêa e Mary Yamazaki Yorado

Dados Internacionais de Catalogação na Publicação (CIP)
(Câmara Brasileira do Livro, SP, Brasil)

Marques, Amélia Pasqual
  Manual de goniometria / Amélia Pasqual Marques. – 3. ed. – Barueri, SP:
Manole, 2014.

Bibliografia
ISBN 978-85-204-3897-8

1. Articulações. 2. Articulações – Amplitude de movimento. 3. Articulações –
Movimentos – Extensão. 4. Fisioterapia. 5. Membros inferiores – propriedades
mecânicas 6. Membros superiores – propriedades mecânicas I. Título

CDD-612.75
NLM-WE 300

14-00244

Índices para catálogo sistemático:
1. Articulações : Movimentos : Anatomia e fisiologia humanas : Ciências médicas

Todos os direitos reservados.
Nenhuma parte deste livro poderá ser reproduzida, por
qualquer processo, sem a permissão expressa dos editores.
É proibida a reprodução por xerox.

3ª edição – 2014

Editora Manole Ltda.
Av. Ceci, 672 – Tamboré
06460-120 – Barueri – SP – Brasil
Tel.: (11) 4196-6000 – Fax: (11) 4196-6021
www.manole.com.br
info@manole.com.br

Impresso no Brasil
Printed in Brazil

Colaboradoras

Adriana de Sousa do Espírito Santo

Mestre, Fisioterapeuta do Curso de Fisioterapia da Faculdade de Medicina da Universidade de São Paulo.

Elizabeth Alves Gonçalves Ferreira

Professora Doutora do Curso de Fisioterapia da Faculdade de Medicina da Universidade de São Paulo.

Sílvia Maria Amado João

Professora Doutora do Curso de Fisioterapia da Faculdade de Medicina da Universidade de São Paulo.

Sumário

Apresentação da primeira edição ix
Apresentação da segunda edição xi
Apresentação da terceira edição xiii

Introdução

Goniometria 3
Confiabilidade e validade da goniometria 4
Avaliação de indivíduos..7
Planos e eixos utilizados na goniometria.....................................7
Amplitude de movimento 9
Expressão numérica..9
Registro da amplitude de movimento 10
Princípios do método..12

1. Ângulos articulares dos membros superiores

Tabela 1. Amplitude normal dos ângulos articulares
    dos membros superiores 17
Articulação do ombro...18
Articulação do cotovelo 24
Articulação radiulnar proximal..25
Articulação do punho 27
Articulação carpometacarpal do polegar....................................31
Articulações metacarpofalângicas 33
Articulações interfalângicas proximais e distais dos dedos
    e do polegar...36

2. Ângulos articulares dos membros inferiores

Tabela 2. Amplitude normal dos ângulos articulares
    dos membros inferiores 41
Articulação do quadril... 42

viii Manual de Goniometria

Articulação do joelho..48
Articulação do tornozelo ou talocrural 49
Articulações metatarsofalângicas...53
Articulações interfalângicas (I), interfalângicas proximais
(IP), interfalângicas distais (ID) 55

3. Ângulos articulares da coluna vertebral

Tabela 3. Amplitude normal dos ângulos da coluna vertebral.......59
Coluna vertebral lombar (região dorsolombar)............................60
Coluna vertebral cervical...64

4. Goniometria especial

Joelhos...69
Cotovelos..75
Deformidades do pé 78
Medidas da flexibilidade 81

5. Fotogrametria

Fotogrametria...87
Tomada de fotografias 87
Localização dos pontos anatômicos 89
Tabela 4. Interpretação clínica das medidas do relatório
SAPO – Vista anterior 95
Tabela 5. Interpretação clínica das medidas do relatório
SAPO – Vista posterior..96
Tabela 6. Interpretação clínica das medidas do relatório
SAPO – Vista lateral 96
Tutorial para localização dos pontos anatômicos 96
Pontos da coluna vertebral 110

6. Protocolo de registro da goniometria

Protocolo de registro da goniometria 115

Referências bibliográficas...119
Bibliografia consultada...122

APRESENTAÇÃO DA PRIMEIRA EDIÇÃO

Apresentar Amélia Pasqual Marques e esta sua obra é um privilégio para quem, como eu, acompanhou um pouco de sua trajetória em busca de suporte para uma ação educativa de qualidade. Uma fisioterapeuta extremamente competente, uma professora de Fisioterapia preocupada e insatisfeita: foi assim que Amélia veio procurar por uma formação na área de Educação, para estudar como ensinar e transformar o curso de graduação onde ensina. Ela conseguiu muito mais, graças à sua obstinada dedicação à melhoria da qualidade do ensino.

Incansavelmente dedicada ao avanço da Fisioterapia enquanto área de ciência e campo de atuação, Amélia tem convicção de que é possível fazer um ensino de qualidade na formação de novos profissionais para esta área e de que é possível substituir uma formação para uma competência técnica (nem tanto), por uma formação para uma atuação profissional comprometida com as necessidades da população, que alie, sim, a competência imprescindível a sólidos princípios éticos, em processos de decisão baseados no melhor do conhecimento científico disponível. Como transformar conhecimento, conceitos, recomendações em ações concretas? Como tornar os alunos habilidosos tanto para o fazer, como para descobrir o que e quando fazer? Amélia fez intensas incursões nas contribuições da Psicologia para o ensino, principalmente aquelas desenvolvidas em nosso meio (e exportadas para o mundo) por Fred Keller, Carolina Bori e Rodolfo Azzi, pioneiros da análise de contingências e programação de condições para um ensino eficiente, que leva o aluno a aprender sem sofrer, a aprender sem experimentar o fracasso.

Este seu livro é fruto de um intenso trabalho para tornar acessível para muitos o conhecimento que costumava ser domínio de poucos. Nele, a autora sistematiza o conhecimento científico e a competência técnica requeridos para um trabalho de avaliação articular e em especial a goniometria. O texto se constitui em material didático de alta qualidade, auxílio para o aluno em formação ou para o profissional que queira se aperfeiçoar, e instrumento precioso de trabalho para o professor. Consonante com os princípios da programação de ensino, o texto estabelece condições para aprendizagens básicas que sustentam o desenvolvimento de habilidades profissionais cada vez mais sofisticadas; favorece discriminações essenciais, possibilita a formação de conceitos fundamentais para nortear a atuação profissional e instrui um repertório útil para a tomada de decisões e a execução de um trabalho profissional de qualidade, na avaliação, na intervenção, na prevenção.

Uma atuação profissional competente, comprometida com qualidade e norteada por princípios éticos requer muito mais do que disposição: requer um preparo sistemático e cuidadoso para o domínio de competências técnicas e de recursos que assegurem a tomada de decisão com base no melhor conhecimento disponível.

São Carlos, fevereiro de 1997

Profa. Dra. Deisy das Graças de Souza
Coordenadora da Pós-Graduação em Educação
Especial da Universidade Federal de São Carlos

APRESENTAÇÃO DA SEGUNDA EDIÇÃO

O *Manual de Goniometria* foi concebido a partir do material elaborado para a dissertação de mestrado "Um delineamento de linha de base múltipla para investigar efeitos de procedimentos de ensino sobre diferentes comportamentos envolvidos em avaliação goniométrica", em 1990.

Desde 1997, quando foi publicada a primeira edição, muitas foram as pessoas que elogiaram o aspecto didático deste manual, nos encorajando a fazer uma revisão, concretizada agora na segunda edição. Estamos introduzindo a nova nomenclatura proposta na Terminologia Anatômica e que já consta em alguns livros de Cinesiologia e Biomecânica. As principais mudanças ocorreram no nome dos segmentos, e adotamos nomenclatura proposta por Hamil e Knutzen, em 1999. Desta forma, vamos ter a seguinte terminologia: nos membros superiores, a articulação do ombro executa os movimentos de flexão, extensão, abdução, adução, rotação medial e rotação lateral do braço; a articulação do cotovelo, a flexão e extensão do antebraço; a articulação radiulnar, a pronação e supinação do antebraço; a articulação do punho, a flexão, extensão, abdução e adução da mão; a articulação carpometacarpal do polegar, os movimentos de flexão, extensão e abdução; as articulações metacarpofalângicas, a flexão, extensão, adução e abdução dos dedos; e as interfalângicas proximais e distais, os movimentos de flexão e extensão.

Nos membros inferiores, a articulação do quadril executa os movimentos de flexão, extensão, abdução, adução, rotação medial e rotação lateral da coxa; do joelho, a flexão e extensão da perna; do tornozelo, a flexão dorsal, flexão plantar, adução e abdução do pé; as articulações metatarsofalângicas, a flexão e a extensão; e as interfalângicas, o movimento de flexão.

Este manual traz ainda um novo capítulo denominado Goniometria Especial, em que propomos medir algumas deformidades frequentes na população atendida pelos fisioterapeutas e mostramos os testes de flexibilidade hoje amplamente utilizados pelos mesmos profissionais. Por último, propomos um protocolo de avaliação para registrar as medidas obtidas com a goniometria e as medidas especiais.

Esperamos que este manual continue facilitando o ensino e a aprendizagem da goniometria e que o goniômetro seja cada vez mais utilizado, de forma padronizada, para obter as medidas que podem ser aplicadas para acompanhar intervenções terapêuticas ou para realizar pesquisas clínicas.

Agradeço as manifestações e sugestões dos inúmeros profissionais e acadêmicos e em especial as do fisioterapeuta e professor Oswaldo Veloso e as do acadêmico de Fisioterapia Daniel Bonucci Bonilha, nosso modelo das fotos.

Bom trabalho!
Profa. Amélia Pasqual Marques

Apresentação da terceira edição

Desde seu lançamento, em 1997, o livro *Manual de Goniometria*, que teve a 2ª edição publicada em 2003, é adotado como material didático no ensino da medição dos ângulos articulares.

Assim, depois de quase 10 mil livros vendidos, estamos lançando a 3ª edição, revisada e atualizada, com a inserção de dois novos temas: confiabilidade e validade da goniometria e fotogrametria.

Entendendo que a prática do fisioterapeuta e outros profissionais da saúde deve ter bases científicas que, dentre outros aspectos, envolvem a qualidade e a reprodutibilidade das medidas utilizadas em procedimentos de avaliação, é importante verificar a confiabilidade e a validade da avaliação goniométrica.

Fotogrametria é a arte, a ciência e a tecnologia para obter informação confiável sobre objetos físicos e o meio ambiente por meio de processos de gravação, medição e interpretação de imagens fotográficas e padrões de energia eletromagnética radiante e outras fontes. A fotogrametria possibilita o registro de pequenas mudanças e da relação entre diferentes partes do corpo humano difíceis de serem mensuradas ou registradas por outros meios. A utilização da fotogrametria pode facilitar a quantificação das variáveis relacionadas à postura, trazendo dados mais confiáveis comparados à observação visual, propiciando mais credibilidade tanto para a fisioterapia clínica quanto para as pesquisas.

Um dos métodos válidos e utilizados para realizar a fotogrametria é o Software de Análise Postural (SAPO), que foi objeto da tese de doutorado de Elizabeth Alves Ferreira. O SAPO foi desenvolvido por uma equipe de pesquisadores brasileiros e é um software livre e gratuito, disponibilizado no endereço http://puig.pro.br/sapo/, cujo objetivo é mensurar ângulos e distâncias.

No capítulo 5 – Fotogrametria, você terá todas as informações necessárias para realizar as fotografias, assim como o tutorial que facilita a identificação dos pontos anatômicos.

Esperamos que este manual continue facilitando a aprendizagem dos alunos e auxilie os fisioterapeutas, de forma padronizada, a realizar a goniometria tanto na prática clínica quanto na pesquisa.

Profa. Amélia Pasqual Marques

INTRODUÇÃO

Introdução

Goniometria

O termo goniometria é formado por duas palavras gregas: *gonia*, que significa ângulo, e *metron*, que significa medida. Portanto, goniometria refere-se à medida de ângulos articulares presentes nas articulações dos seres humanos. O instrumento mais utilizado para medir a amplitude de movimento é o goniômetro universal.

Por sua versatilidade, os goniômetros universais – assim chamados por Moore (1949) – podem ser de plástico ou de metal e ter diferentes tamanhos, mas com o mesmo padrão básico. Todos têm um corpo e dois braços: um móvel e outro fixo. No corpo do goniômetro, estão as escalas, podendo ser um círculo completo (0 a 360°) ou de meio círculo (0 a 180°).

O goniômetro apresenta algumas vantagens: é um instrumento barato, de fácil manuseio e que permite que as medidas sejam tomadas rapidamente. A precisão da medida é influenciada pela qualidade do goniômetro (p. ex., hastes longas devem ser mais eficientes para medir ângulos que tenham ossos longos, como os da articulação do cotovelo, joelho etc.), pelas diferentes articulações a serem medidas, pelo procedimento utilizado, pelas diferentes patologias (um paciente com muitas limitações articulares e com dor é mais difícil de avaliar do que um paciente com menos comprometimento) e pela utilização do movimento passivo ou ativo durante a realização da goniometria.

A goniometria é uma parte importante da avaliação das articulações e dos tecidos moles que as envolvem. Uma avaliação completa começa por uma entrevista do indivíduo, a fim de obter informações relevantes sobre história clínica anterior, sintomas, habilidades funcionais, atividades ocupacionais e recreacionais.

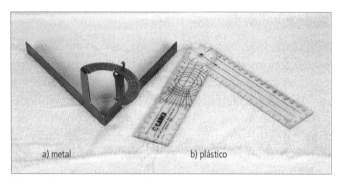

Figura 1. Goniômetro universal.

Os valores obtidos com a goniometria podem fornecer informações para:

- determinar a presença ou não de disfunção;
- estabelecer um diagnóstico;
- estabelecer os objetivos do tratamento;
- avaliar o procedimento de melhora ou recuperação funcional;
- modificar o tratamento;
- realizar pesquisas que envolvam a recuperação de limitações articulares;
- direcionar a fabricação de órteses.

Confiabilidade e validade da goniometria[1]

Aceitando-se que a prática do profissional fisioterapeuta deve ter bases científicas que, dentre outros aspectos, envolvem a qualidade e a reprodutibilidade das medidas utilizadas em procedimentos de avaliação, é importante verificar a confiabilidade e a validade da avaliação goniométrica.

---

[1] Colaboração de Sílvia Maria Amado João e Adriana de Sousa do Espírito Santo.

Confiabilidade e validade

Confiabilidade pode ser definida como a consistência das medidas de determinado fenômeno, ou seja, a extensão na qual as medidas são repetidas por pessoas e instrumentos diferentes, levando a resultados semelhantes (Atkinson e Nevill, 1998). O termo "confiabilidade" significa verificar se o instrumento é exato dentro de uma unidade de medição, sendo o primeiro e o principal passo. Essa unidade deve ser testada demonstrando um coeficiente de correlação, usando mais de um examinador (interexaminador) para verificar a reprodutibilidade, e um único examinador (intraexaminador) para testar a repetibilidade do método utilizado (Fess, 1995).

Questionamentos referentes à validade de testes clínicos, apesar das dificuldades em estabelecê-la, são sempre importantes (Rothstein, 1985). Um instrumento tem validade se medir aquilo a que se propõe medir e o quanto este propósito é cumprido. Há três tipos primários de validade: elaboração, conteúdo e critérios. Validade de elaboração refere--se ao quanto o instrumento desenvolvido é adequado para a finalidade proposta. Validade de conteúdo consiste no julgamento de especialistas quanto aos tópicos de uma escala serem apropriados para o uso pretendido; essa validação também pode ser buscada nas referências literárias, sendo os tópicos adequados ao modelo teórico existente. Já a validade de critério refere-se à comparação dos achados de uma nova medida de um instrumento padronizado alternativo ou padrão consagrado (Fess, 1995).

Em relação aos estudos com goniometria, a confiabilidade é crítica e imperativa, já que decisões clínicas são tomadas a partir de mensurações objetivas da função articular, sendo um desafio científico reduzir a variabilidade de medidas ortopédicas. Na sua ausência, é possível questionar a consistência das medidas realizadas e, consequentemente, os resultados do estudo.

Alguns estudos com indivíduos saudáveis demonstram que a mensuração goniométrica feita pelo mesmo fisioterapeuta é mais confiável do que feita por diferentes fisioterapeutas. A avaliação também pode ser confiável dependendo da articulação ou do movimento executado (Boone et al., 1978). O índice de correlação de confiabilidade varia de 0 a 1. Valores menores que 0,4 sugerem confiabilidade ruim; entre 0,4 e 0,75, há boa confiabilidade; e valores acima de 0,75 indicam excelente confiabilidade (Fleiss, 1986).

Gajdosik et al. (1985) afirmam que até mesmo movimentos complexos podem ser mensurados de forma confiável quando os procedimentos da goniometria são devidamente controlados.

Chaves et al. (2008) verificaram a confiabilidade intra e interexaminadores e correlacionaram os valores de amplitude de movimento (ADM) cervical obtidos por fleximetria e goniometria em crianças. Nesse estudo, foram observadas confiabilidades intraexaminador moderada e excelente para a fleximetria e moderada para a goniometria. A confiabilidade interexaminadores foi moderada e excelente para a fleximetria e ruim e moderada para a goniometria.

Nussbaumer et al. (2010) sugerem que as avaliações baseadas no goniômetro podem superestimar consideravelmente a ADM da articulação do quadril medindo os ângulos intersegmentares (p. ex., a flexão da coxa no tronco para flexão do quadril) em vez da verdadeira amplitude do quadril. É provável que a rotação e a inclinação pélvica descontrolada pelas dificuldades na colocação correta do goniômetro tenham contribuído para a supervalorização do arco desses movimentos. No entanto, goniômetros manuais convencionais podem ser utilizados com confiança para as avaliações longitudinais na clínica.

No estudo de Gogia et al. (1987), foram avaliadas a confiabilidade interexaminadores de medições goniométricas no joelho e a validade das medidas clínicas, comparando-as com as medidas tomadas a partir de radiografias. Dois fisioterapeutas utilizaram, independentemente, um goniômetro para medir o ângulo da articulação do joelho no plano sagital, utilizando como marcos ósseos o trocanter maior, o côndilo lateral do fêmur, a cabeça da fíbula e o maléolo lateral. A radiografia foi tomada a partir da extremidade, antes da avaliação dos fisioterapeutas. A análise dos dados revelou que a confiabilidade interexaminadores foi alta ($r = 0,98$; $ICC = 0,99$), bem como a validade ($r = 0,97$-$0,98$; $ICC = 0,98$-$0,99$). Os resultados desse estudo indicam que as medidas de goniometria da articulação do joelho são confiáveis e válidas.

A goniometria e a fotogrametria são métodos confiáveis e reprodutíveis para avaliação de medidas na mão. Contudo, pela escassez de referências semelhantes, são necessários estudos aprofundados para definição de parâmetros de normalidade entre os métodos nas articulações da mão (Carvalho et al., 2012).

No estudo de Conte et al. (2009), foi avaliada a influência da dominância na ADM do ombro e testou-se a confiabilidade intraexaminador.

Os valores do coeficiente de correlação intraclasse variaram entre 0,80 e 0,97, indicando boa e excelente confiabilidade.

Avaliação de indivíduos

A documentação no processo de planejamento fisioterapêutico é essencial. A avaliação inicial e as avaliações durante e ao final do tratamento permitem fazer comparações, comunicar os resultados a outros profissionais e até mesmo avaliar se o tratamento proposto foi eficaz. É necessário utilizar formas de avaliação padronizadas e um registro cuidadoso dos dados obtidos nessa avaliação.

A goniometria é um método de avaliação muito utilizado. As medidas dos ângulos articulares do corpo obtidas com uso do goniômetro – ou seja, as medidas goniométricas – são usadas pelo fisioterapeuta para quantificar a limitação dos ângulos articulares, decidir sobre qual a intervenção terapêutica é mais apropriada e, ainda, documentar a eficácia desta intervenção. É provavelmente o procedimento mais utilizado para se fazer avaliação e pode ser considerado como parte essencial da ciência da Fisioterapia.

Planos e eixos utilizados na goniometria

Os movimentos articulares ocorrem em três planos: sagital, frontal e transversal.

Plano sagital

Vai da face anterior à face posterior do corpo, dividindo-o em duas metades: direita e esquerda (Figura 2). Neste plano, ocorrem os movimentos de flexão e extensão.

Plano frontal

Vai de um lado ao outro do corpo, dividindo-o em duas metades: a da frente e a de trás (Figura 3). Os movimentos que ocorrem neste plano são a adução e a abdução.

Plano transversal

É horizontal, dividindo o corpo em partes superior e inferior (Figura 4). Neste plano, ocorrem os movimentos de rotação.

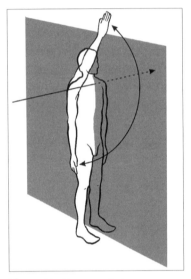

Figura 2. Plano sagital.

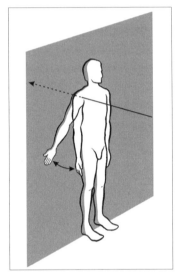

Figura 3. Plano frontal.

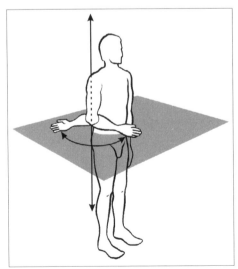

Figura 4. Plano transversal.

> **Observação:** em muitas articulações são possíveis movimentos combinados, como na circundução (flexão-abdução-extensão-adução), mas a goniometria mede apenas os movimentos que ocorrem em um único plano.

Amplitude de movimento

Amplitude de movimento (ADM) é a quantidade de movimento de uma articulação. A posição inicial para se medir a amplitude de movimento de todas as articulações, com exceção dos movimentos de rotação, é a posição anatômica.

- Amplitude de movimento ativa é a quantidade de movimento articular realizada por um indivíduo sem qualquer auxílio. Quando a amplitude é realizada ativamente, sem esforço ou dor para o indivíduo, o examinador tem a informação exata sobre a capacidade, a coordenação e a força muscular da ADM desse indivíduo.
- Amplitude de movimento passiva é a quantidade de movimento realizada pelo examinador sem a ajuda do indivíduo. A ADM passiva fornece ao examinador a informação exata sobre a integridade das superfícies articulares e a extensibilidade da cápsula articular, ligamentos e músculos (Norkin, 1997). Quando há dor durante a ADM passiva, muitas vezes o motivo é o movimento de estiramento ou compressão das estruturas não contráteis. A quantidade de ADM passiva é determinada pelo tipo de estrutura da articulação que está sendo testada: cápsulas, ligamentos, tendão ou músculo.

Expressão numérica

Moore (1949) fez extensa revisão de literatura sobre a goniometria e descreveu diferentes instrumentos e métodos para avaliar os movimentos articulares, referindo-se em especial à goniometria e salientando a grande confusão que a expressão numérica dos movimentos articulares produziu ao longo dos anos, assim como os diversos métodos propostos para medir os ângulos articulares. Desde a década de 1950, a maioria das escolas de fisioterapia dos Estados Unidos já adotava a escala de 0 a 180°. De acordo com esse sistema, na postura anatômica ereta, as articulações estão a zero grau de movimento. Nesta posição, os pés estão em ângulo reto com as pernas, e as mãos voltadas para a frente. Assim, o arco de movimento começa em zero grau e vai até um máximo de 180°. A exceção fica por conta dos movimentos de rotação.

A definição e o perfeito conhecimento dos valores normais da ADM oferecem sobretudo a base para comparação durante as diferentes fases do tratamento. No presente manual, os valores normais apresentados nas Tabelas 1, 2 e 3 baseiam-se nas propostas da American Academy of Orthopaedic Surgeons (1965). Marques (1990) propõe ensinar alunos de fisioterapia a avaliar os ângulos articulares de pacientes reumáticos. Em seu trabalho, ele mostrou que é possível obter resultados confiáveis a partir do perfeito conhecimento das normas utilizadas para medir os ângulos articulares.

Registro da amplitude de movimento

Ao fazer a goniometria de uma articulação, esta pode ter movimentos normais, diminuídos ou aumentados. Se estiverem diminuídos, a articulação é classificada como hipomóvel; se estiverem aumentados, é classificada como hipermóvel.

Para se obter informações mais precisas e confiáveis, o registro da amplitude de movimento deve indicar o valor inicial e final. É o chamado arco de movimento. Por exemplo: os 70° de flexão do cotovelo podem

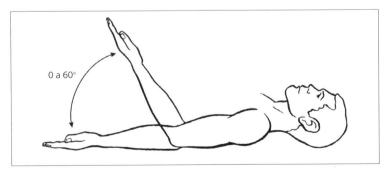

Figura 5. Limitação na flexão do braço. Este indivíduo tem 85° de limitação da flexão do braço.

ser interpretados de várias formas. Uma interpretação possível é que, embora o movimento seja de 70°, o arco de movimento é desconhecido; outra interpretação é concluir que o movimento possível de flexão do cotovelo é de 70°, porém sem saber onde ele começa ou termina.

No exemplo anterior, sabendo-se que a amplitude de movimento do braço é de 0 a 145 graus, é necessário registrar o arco de movimento, ou seja, o início e o final do movimento.

Exemplo: Suponha que a flexão do cotovelo vai de 20 a 145 graus. Isto significa que há uma limitação de 20° na extensão e dizemos que há uma flexão de 20°. Por outro lado, se a flexão for de 0 a 115° dizemos que a flexão está limitada em 30°. Pode ainda haver hipermobilidade (Figura 7).

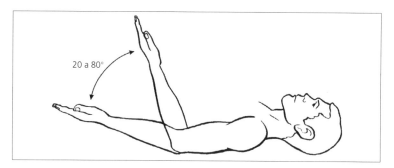

Figura 6. Limitação na extensão do braço. Este indivíduo tem 20° de limitação na extensão do braço.

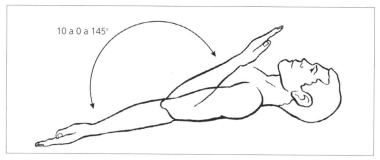

Figura 7. Hiperextensão do braço. Este indivíduo tem 10° de hiperextensão do braço.

Princípios do método

- O examinador pode usar um lápis dermatográfico para assinalar os pontos anatômicos desejados após localizá-los e, assim, facilitar a realização e a confiabilidade das medidas. O lápis dermatográfico pode ser substituído por etiquetas adesivas.
- Se as roupas do indivíduo interferirem no acesso à palpação dos pontos anatômicos utilizados para direcionar a colocação dos braços fixo e móvel do goniômetro, elas devem ser removidas. O ideal é manter descoberta a região a ser avaliada.
- Para realizar a goniometria, recomenda-se a utilização do movimento passivo, ou seja, o indivíduo realiza o movimento; nos graus finais, ele pode receber o auxílio do fisioterapeuta. Também pode ser utilizado o movimento ativo, mas é importante ressaltar que deve ser usada sempre a mesma metodologia: ou o movimento ativo ou o passivo.
- Antes de iniciar a avaliação, deve-se explicar claramente ao paciente o movimento que ele deve realizar e, se necessário, demonstrá-lo.
- Colocar o paciente num bom alinhamento corporal, o mais próximo possível da postura anatômica. O cuidado com o alinhamento deve ser grande, uma vez que qualquer compensação pode falsear sensivelmente os resultados obtidos.
- Quando o corpo estiver alinhado, ensina-se o paciente a movimentar a articulação em toda a sua amplitude, a fim de localizar, por inspeção, o eixo aproximado do movimento. Se necessário, ajudar o paciente.
- Se o indivíduo tem um lado comprometido e o outro lado é considerado sadio, este também deve ser medido para efeito de comparação. Caso os dois lados estejam comprometidos, utilizar para fins de comparação a tabela de ângulos normais.
- As mudanças de posição devem ser programadas para não manipular demais o paciente. Assim, em vez de medir primeiro os membros superiores, depois os membros inferiores e, por último, a coluna, melhor seria medir tudo o que fosse possível sucessivamente em decúbito dorsal, sentado, em pé etc.

- Os dados devem ser registrados de forma cuidadosa e correta, de preferência em um protocolo construído para tal finalidade. O registro deve incluir o nome do avaliador, a data da avaliação e se foi utilizado movimento passivo ou ativo (ver protocolo no Capítulo 6).
- De preferência, o mesmo fisioterapeuta deve realizar toda a sequência de medidas. Este procedimento aumenta a confiabilidade das medidas (Elveru et al., 1988; Gajdosik e Bohannon, 1987; Riddle et al., 1987).

1

ÂNGULOS ARTICULARES DOS MEMBROS SUPERIORES

1 ÂNGULOS ARTICULARES DOS MEMBROS SUPERIORES

Tabela 1. Amplitude normal dos ângulos articulares dos membros superiores

ARTICULAÇÃO	MOVIMENTO	GRAUS DE MOVIMENTO
Ombro	Flexão	0 a 180
	Extensão	0 a 45
	Adução	0 a 40
	Abdução	0 a 180
	Rotação medial	0 a 90
	Rotação lateral	0 a 90
Cotovelo	Flexão	0 a 145
	Extensão	145 a 0
Radiulnar	Pronação	0 a 90
	Supinação	0 a 90
Punho	Flexão	0 a 90
	Extensão	0 a 70
	Adução	0 a 45
	Abdução	0 a 20
Carpometacarpal do polegar	Flexão	0 a 15
	Abdução	0 a 70
	Extensão	0 a 70
Metacarpofalângicas	Flexão	0 a 90
	Extensão	0 a 30
	Abdução	0 a 20
	Adução	0 a 20
Interfalângicas	Flexão	0 a 110
	Extensão	0 a 10

Fonte: American Academy of Orthopaedic Surgeons, 1965.

Articulação do Ombro

Movimento de flexão do braço (0 a 180°) (Figura 8)

O movimento deve ser realizado levando o braço para a frente, com a palma da mão voltada medialmente paralela ao plano sagital.

Posição ideal: sentado ou em pé, com os braços ao longo do corpo; também pode ser deitado em decúbito dorsal, mantendo sempre um bom alinhamento postural.

Braço fixo do goniômetro: ao longo da linha axilar média do tronco, apontando para o trocanter maior do fêmur.

Braço móvel do goniômetro: sobre a superfície lateral do corpo do úmero voltado para o epicôndilo lateral.

Eixo: próximo ao acrômio, porém a colocação correta dos braços do goniômetro não deve ser alterada, para que o eixo coincida com ele.

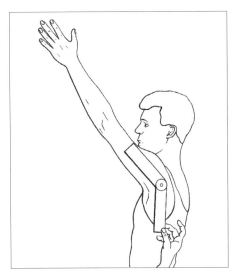

Figura 8. Colocação do goniômetro para medir o movimento de flexão do braço.

Observação: o indivíduo pode tentar substituir a extensão do tronco, a abdução do braço ou a elevação da escápula pela flexão do braço. Durante o movimento, manter o braço junto ao corpo.

Movimento de extensão do braço (0 a 45°) (Figura 9)

A palma da mão fica voltada medialmente, paralela ao plano sagital, e o braço para trás.

Posição ideal: sentado, em pé ou deitado em decúbito ventral, mantendo os braços ao longo do corpo.

Braço fixo do goniômetro: ao longo da linha axilar média do tronco, apontando para o trocanter maior do fêmur.

Braço móvel do goniômetro: sobre a superfície lateral do corpo do úmero voltado para o epicôndilo lateral.

Eixo: sobre o eixo laterolateral da articulação glenoumeral, próximo ao acrômio.

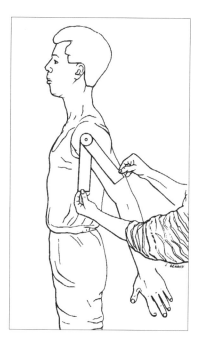

Figura 9. Colocação do goniômetro para medir a extensão do braço.

Observação: a extensão pode ser medida com o cotovelo estendido ou fletido. Deve-se ter atenção, pois o indivíduo pode tentar substituir a extensão do braço pela flexão do tronco ou pela elevação da escápula.

Movimento de abdução do braço (0 a 180°) (Figura 10)

O movimento deve ser realizado elevando o braço lateralmente em relação ao tronco. Neste movimento, inclui-se o movimento da escápula a partir dos 90°.

Posição ideal: sentado ou em pé, de costas para o fisioterapeuta. A palma da mão fica voltada anteriormente, paralela ao plano frontal.

Braço fixo do goniômetro: sobre a linha axilar posterior do tronco.

Braço móvel do goniômetro: sobre a superfície posterior do braço do indivíduo, voltado para a região dorsal da mão.

Eixo: próximo ao acrômio, porém não se deve ajustar o goniômetro para fazer coincidir seu eixo sobre este ponto anatômico.

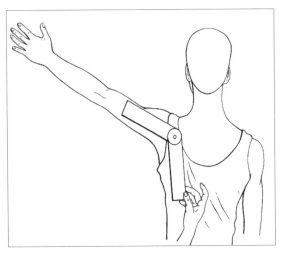

Figura 10. Colocação do goniômetro para medir a abdução do braço.

Observação: evitar a flexão lateral do tronco, a flexão e extensão do braço e a elevação da escápula.

Movimento de adução do braço (0 a 40°) (Figura 11)

Apesar de alguns autores considerarem a adução como o movimento inverso da abdução, neste manual será considerado o movimento de adução na frente do corpo com a palma da mão voltada posteriormente numa flexão de 90° do ombro.

Posição ideal: sentado ou em pé, com cotovelo, punho e dedos estendidos, de frente para o fisioterapeuta.

Braço fixo do goniômetro: paralelo à linha mediana anterior.

Braço móvel do goniômetro: sobre a superfície lateral do úmero.

Eixo: sobre o eixo anteroposterior da articulação glenoumeral.

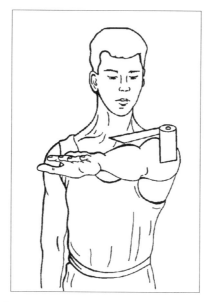

Figura 11. Colocação do goniômetro para medir a adução do braço.

Observação: antes de iniciar a medida, observar se o ombro está com 90° de flexão.

Movimento de rotação medial do braço (0 a 90°) (Figura 12)

Posição ideal: deitado em decúbito dorsal, ombro em abdução de 90°, cotovelo fletido também a 90° e antebraço em supinação. A palma da mão fica voltada medialmente, paralela ao plano sagital, e o antebraço fica perpendicular à mesa. O úmero descansa sobre o apoio e só o cotovelo deve sobressair-se da borda.

Braço fixo do goniômetro: paralelo ao solo.

Braço móvel do goniômetro: quando o movimento estiver completo, ajustá-lo sobre a região posterior do antebraço dirigido para o terceiro dedo da mão.

Método alternativo para o braço fixo do goniômetro: colocá-lo sobre a região posterior do antebraço, dirigido para o terceiro dedo da mão.

Eixo: no olécrano.

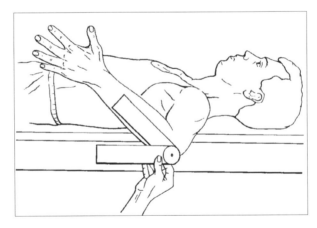

Figura 12. Colocação do goniômetro para medir o movimento de rotação medial do braço.

Observação: observar um possível aumento ou redução da abdução ou adução do ombro durante a realização da goniometria e, ainda, a protração do ombro. Evitar a adução ou abdução da mão.

Movimento de rotação lateral do braço (0 a 90°) (Figura 13)

Posição ideal: deitado em decúbito dorsal. O ombro deve estar em abdução de 90°, o cotovelo também fletido a 90° e o antebraço em supinação. A palma da mão fica voltada medialmente, paralela ao plano sagital, e o antebraço perpendicular à mesa. O úmero descansa sobre o apoio e só o cotovelo deve sobressair-se da borda.

Braço móvel do goniômetro: quando o movimento estiver completo, ajustá-lo sobre a região posterior do antebraço, dirigido para o terceiro dedo da mão.

Braço fixo do goniômetro: paralelo ao solo.

Método alternativo para o braço fixo do goniômetro: colocá-lo sobre a região posterior do antebraço dirigido para o terceiro dedo da mão.

Eixo: no olécrano.

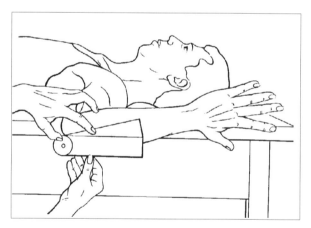

Figura 13. Colocação do goniômetro para medir a rotação lateral do braço.

Observação: observar um possível aumento ou redução da abdução ou adução do braço durante a realização da goniometria. Evitar a adução ou abdução da mão.

Articulação do cotovelo

Movimento de flexão e extensão do antebraço (0 a 145°) (Figura 14)

O movimento de extensão é considerado o retorno da flexão, ou seja, 145 a 0°. É realizado com a palma da mão mantida na posição anatômica.

Posição ideal: sentado, em pé ou deitado em decúbito dorsal, com o membro superior posicionado junto ao tronco, respeitando a posição anatômica.

Braço fixo do goniômetro: ao longo da superfície lateral do úmero, orientado para o acrômio.

Braço móvel do goniômetro: sobre a face lateral do rádio, apontando para o processo estiloide deste.

Eixo: aproximadamente no epicôndilo lateral do úmero.

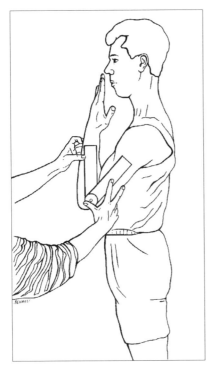

Figura 14. Colocação do goniômetro para medir a flexão do cotovelo.

Articulação radiulnar proximal

Movimento de pronação do antebraço (0 a 90°) (Figura 15)

Posição ideal: sentado, em pé ou deitado em decúbito dorsal. O cotovelo deve ficar fletido a 90°, mantendo-se o braço junto ao corpo e o antebraço em posição neutra entre a pronação e a supinação. O goniômetro é colocado na superfície dorsal dos metacarpos.

Braço fixo do goniômetro: colocá-lo sobre a superfície dorsal dos metacarpos, paralelo ao eixo longitudinal do úmero. O goniômetro permanece fixo.

Braço móvel do goniômetro: paralelo ao eixo do lápis (que o indivíduo pode segurar na mão) ou do polegar, devendo acompanhar o movimento de pronação.

Eixo: sobre a articulação metacarpofalângica do dedo médio.

Método alternativo: colocar o goniômetro sobre a superfície dorsal do punho no nível do processo estiloide da ulna.

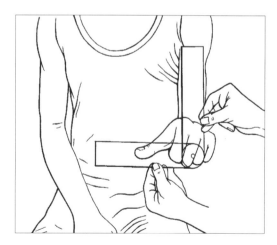

Figura 15. Colocação do goniômetro para medir a pronação do antebraço.

Movimento de supinação do antebraço (0 a 90°) (Figura 16)

Posição ideal: sentado, em pé ou deitado em decúbito dorsal. O cotovelo deve ficar fletido a 90°, mantendo-se o braço junto ao corpo, e o antebraço em posição neutra entre a pronação e a supinação. O goniômetro é colocado na superfície dorsal dos metacarpos.

Braço fixo do goniômetro: sobre a superfície dorsal dos metacarpos, paralelo ao eixo longitudinal do úmero. O goniômetro permanece fixo.

Braço móvel do goniômetro: paralelo ao eixo do lápis (que o indivíduo pode segurar na mão) ou do polegar, devendo acompanhar o movimento de supinação.

Método alternativo: colocar o goniômetro na superfície anterior do punho, no nível do processo estiloide da ulna.

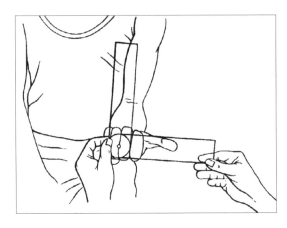

Figura 16. Colocação do goniômetro para medir a supinação do antebraço.

Observações: manter o cotovelo junto ao corpo sem nenhuma abdução nem rotação do ombro. O goniômetro deve ficar próximo à região carpal no extremo distal do rádio e da ulna. Evitar a flexão lateral do carpo para o lado oposto; é difícil manter a posição do braço fixo do goniômetro.

Articulação do punho

Movimento de flexão do punho (0 a 90°) (Figura 17)

Posição ideal: em pé ou sentado, com o antebraço em pronação e o cotovelo fletido a aproximadamente 90°. Os dedos ficam estendidos quando for realizado o movimento.

Braço fixo do goniômetro: sobre a face medial da ulna.

Braço móvel do goniômetro: sobre a superfície medial do quinto metacarpo.

Eixo: superfície medial do punho.

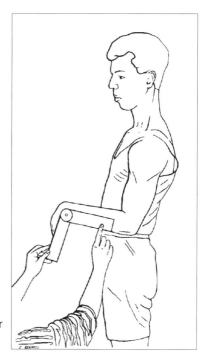

Figura 17. Colocação do goniômetro para medir a flexão do punho.

Observação: apalpar a região da eminência hipotenar a fim de ajustar o goniômetro sobre a superfície medial do quinto metacarpo.

Movimento de extensão do punho (0 a 70°) (Figura 18)

Posição ideal: em pé ou sentado, com o antebraço em pronação e o cotovelo fletido a aproximadamente 90°.

Braço fixo do goniômetro: sobre a face medial da ulna.

Braço móvel do goniômetro: sobre a superfície medial do quinto metacarpo.

Eixo: superfície medial do punho.

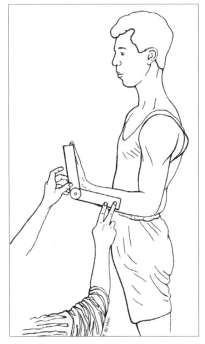

Figura 18. Colocação do goniômetro para medir a extensão do punho.

Observação: apalpar a região da eminência hipotenar para ajustar o goniômetro sobre a superfície medial do quinto metacarpo.

Movimento de abdução da mão ou desvio radial (0 a 20°) (Figura 19)

O goniômetro deve ser colocado no dorso da mão. É importante observar que deve ser mantida a posição anatômica da mão quando forem realizadas as medidas.

Posição ideal: em pé ou sentado, com o cotovelo fletido e o antebraço em pronação, ou em posição neutra entre a pronação e a supinação. A mão deve realizar a abdução.

Braço fixo do goniômetro: sobre a região posterior do antebraço, apontando para o epicôndilo lateral.

Braço móvel do goniômetro: sobre a superfície dorsal do terceiro metacarpo.

Eixo: sobre a articulação radiocarpal.

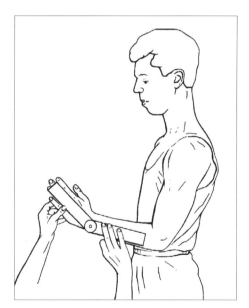

Figura 19. Colocação do goniômetro para medir a abdução da mão.

Observação: evitar a flexão ou a extensão do punho ou a supinação do antebraço. Não se deve utilizar a falange como ponto de referência, em virtude do próprio movimento da articulação metacarpofalângica.

Movimento de adução da mão ou desvio ulnar (0 a 45°) (Figura 20)

A adução utiliza os mesmos pontos da abdução.

Posição ideal: em pé ou sentado, com o cotovelo fletido e o antebraço na posição neutra entre a pronação e supinação, devendo a mão realizar a abdução.

Braço fixo do goniômetro: sobre a região posterior do antebraço, dirigido para o epicôndilo lateral do úmero.

Braço móvel do goniômetro: paralelo e sobre a superfície dorsal do terceiro metacarpo.

Eixo: sobre a articulação radiocarpal.

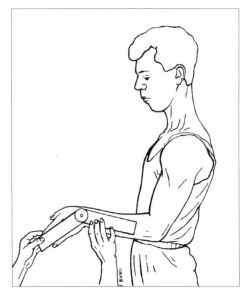

Figura 20. Colocação do goniômetro para medir a adução do punho.

Observação: evitar a flexão ou a extensão do punho ou a pronação e a supinação do antebraço. Não se deve utilizar a falange como ponto de referência, em virtude do próprio movimento da articulação metacarpofalângica.

Articulação carpometacarpal do polegar

Movimento de flexão (0 a 15°) (Figura 21)

Posição ideal: sentado, com o antebraço apoiado numa mesa e em supinação. O punho e os dedos ficam estendidos.

Braço fixo do goniômetro: sobre a superfície lateral do segundo metacarpo.

Braço móvel do goniômetro: sobre a superfície lateral da articulação carpometacarpal do polegar.

Eixo: sobre a linha articular da articulação carpometacarpal do polegar.

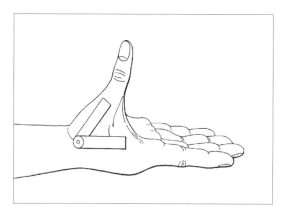

Figura 21. Colocação do goniômetro para medir a flexão do polegar.

Movimento de extensão (0 a 70°) (Figura 22)

Posição ideal: sentado, com o cotovelo fletido, o antebraço apoiado numa mesa e em supinação. O punho e os dedos ficam estendidos.

Braço fixo do goniômetro: sobre a face lateral do rádio.

Braço móvel do goniômetro: sobre a superfície lateral do primeiro metacarpo.

Eixo: sobre a linha articular da articulação carpometacarpal do polegar.

Movimento de abdução (0 a 70°) (Figura 23)

Posição ideal: sentado, antebraço apoiado numa mesa e em pronação. O punho e os dedos ficam em posição anatômica e o cotovelo, fletido.

Braço fixo do goniômetro: alinhado e paralelo à superfície lateral do segundo metacarpo.

Braço móvel do goniômetro: na superfície dorsal do primeiro metacarpo.

Eixo: sobre a linha articular da articulação carpometacarpal do polegar.

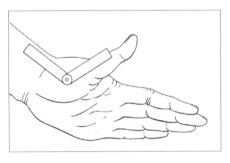

Figura 22. Colocação do goniômetro para medir a extensão do polegar.

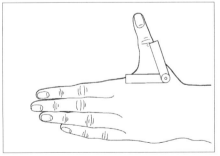

Figura 23. Colocação do goniômetro para medir a abdução do polegar.

Articulações metacarpofalângicas

Movimento de flexão dos dedos (0 a 90°) (Figura 24)

Posição ideal: sentado com o cotovelo fletido a 90° e o antebraço numa posição entre a pronação e a supinação, mantendo o punho e os dedos estendidos.

Braço fixo do goniômetro: sobre a superfície dorsal do metacarpo. Pode-se ainda tomar a medida na superfície lateral, para o primeiro e o segundo dedos, ou na superfície medial para o dedo do quinto metacarpo.

Braço móvel do goniômetro: sobre a superfície dorsal da falange proximal. Pode-se ainda tomar a medida na superfície lateral para o primeiro e segundo dedos, ou na superfície medial, para o quinto dedo.

Eixo: sobre a linha articular da articulação metacarpofalângica que está sendo avaliada.

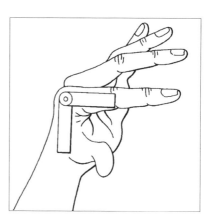

Figura 24. Colocação do goniômetro para medir a flexão das articulações metacarpofalângicas.

Observação: no caso de não se ter um goniômetro adequado, pode-se contornar o movimento desejado numa folha de papel e, em seguida, realizar a goniometria no próprio contorno.

Movimento de extensão dos dedos (0 a 30°) (Figura 25)

Posição ideal: sentado com o cotovelo fletido a 90° e em pronação, com o antebraço apoiado em uma mesa, mantendo o punho e os dedos estendidos.

Braço fixo do goniômetro: sobre a superfície dorsal do metacarpo. Pode-se ainda tomar a medida na superfície lateral, para o primeiro e segundo dedos, ou na superfície medial, para o quinto dedo.

Braço móvel do goniômetro: sobre a superfície dorsal da falange proximal. Pode-se ainda tomar a medida na superfície lateral, para o primeiro e segundo dedos, ou na superfície medial, para o quinto dedo.

Eixo: sobre a linha articular da articulação metacarpofalângica.

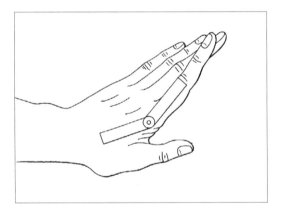

Figura 25. Colocação do goniômetro para medir a extensão das articulações metacarpofalângicas.

Observação: como alternativa, o goniômetro pode ser colocado na região palmar.

Movimento de abdução e adução dos dedos (0 a 20°) (Figura 26)

Posição ideal: sentado, com o antebraço apoiado numa mesa, o cotovelo fletido a 90°, o antebraço em pronação, o punho em extensão e os dedos em posição neutra de flexoextensão.

Braço fixo do goniômetro: sobre a superfície do metacarpo da articulação metacarpofalângica.

Braço móvel do goniômetro: sobre a superfície dorsal da falange proximal da articulação que está sendo medida.

Eixo: sobre a linha articular da articulação que está sendo medida.

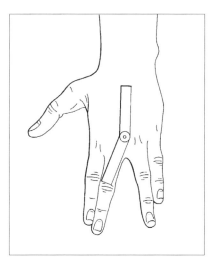

Figura 26. Colocação do goniômetro para medir a abdução e a adução da articulação metacarpofalângica.

Observação: o referencial do movimento deve ser uma linha imaginária passando no terceiro dedo: no afastamento, é considerada a abdução; na aproximação, a adução.

Articulações interfalângicas proximais e distais dos dedos e do polegar

Movimento de flexão (0 a 110°) (Figura 27)

Posição ideal: sentado, com o antebraço apoiado numa mesa e o punho fletido em posição intermediária entre a pronação e a supinação ou em pronação.

Braço fixo do goniômetro:
- interfalângica proximal: sobre a superfície dorsal da falange proximal. Pode-se ainda tomar a medida na superfície lateral, para o primeiro e segundo dedos, ou na superfície medial, para o quinto dedo;
- interfalângica distal: sobre a superfície dorsal da falange média. Pode-se ainda tomar a medida na superfície lateral para o primeiro e segundo dedos, ou na superfície medial para o quinto dedo.

Braço móvel do goniômetro:
- interfalângica proximal: sobre a superfície dorsal da falange distal. Pode-se ainda tomar a medida na superfície lateral, para o primeiro e segundo dedos, ou na superfície medial para o quinto dedo;
- interfalângica distal: sobre a superfície dorsal da falange distal. Pode-se ainda tomar a medida na superfície lateral, para o primeiro e segundo dedos, ou na superfície medial, para o quinto dedo.

Eixo: sobre a linha articular da articulação que está sendo medida.

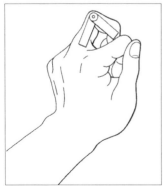

Figura 27. Colocação do goniômetro para medir a flexão das articulações interfalângicas proximais e distais.

Movimento de extensão (0 a 10°) (Figura 28)

Posição ideal: sentado, com o antebraço apoiado numa mesa e o cotovelo fletido em posição intermediária entre a pronação e a supinação ou em pronação.

Braço fixo do goniômetro:
- interfalângica proximal: sobre a superfície palmar da falange proximal. Pode-se ainda tomar a medida na superfície lateral para o primeiro e segundo dedos, ou na superfície medial para o quinto dedo;
- interfalângica distal: sobre a superfície palmar da falange média. Pode-se ainda tomar a medida na superfície lateral para o primeiro e segundo dedos, ou na superfície medial para o quinto dedo.

Braço móvel do goniômetro:
- interfalângica proximal: sobre a superfície palmar da falange média. Pode-se ainda tomar a medida na superfície lateral para o primeiro e segundo dedos, ou na superfície medial para o quinto dedo;
- interfalângica distal: sobre a superfície palmar da falange distal. Pode-se ainda tomar a medida na superfície lateral para o primeiro e segundo dedos, ou na superfície medial para o quinto dedo.

Eixo: sobre a linha articular da articulação que está sendo medida.

Figura 28. Colocação do goniômetro para medir a extensão das articulações interfalângicas proximais e distais.

2 ÂNGULOS ARTICULARES DOS MEMBROS INFERIORES

2 ÂNGULOS ARTICULARES DOS MEMBROS INFERIORES

Tabela 2. Amplitude normal dos ângulos articulares dos membros inferiores

ARTICULAÇÃO	MOVIMENTO	GRAUS DE MOVIMENTO
Quadril	Flexão	0 a 125
	Extensão	0 a 10
	Adução	0 a 15
	Abdução	0 a 45
	Rotação medial	0 a 45
	Rotação lateral	0 a 45
Joelho	Flexão	0 a 140
Tornozelo	Flexão dorsal	0 a 20
	Flexão plantar	0 a 45
	Abdução	0 a 20
	Adução	0 a 40
Metatarsofalângicas	Flexão – Primeiro dedo	0 a 45
	Segundo ao quinto dedo	0 a 40
	Extensão – Primeiro dedo	0 a 90
	Segundo ao quinto dedo	0 a 45
Interfalângicas	Flexão (interfalângica) – Primeiro dedo	0 a 90
	Interfalângica proximal – Segundo ao quinto dedo	0 a 35
	Interfalângica distal – Segundo ao quinto dedo	0 a 60

Fonte: American Academy of Orthopaedic Surgeons, 1965.

Articulação do quadril

Movimento de flexão da coxa (0 a 125°) (Figura 29)

A medida é feita na superfície lateral da coxa sobre a articulação do quadril, com o joelho fletido. É importante lembrar que a flexão do quadril com o joelho estendido é de 90°.

Posição ideal: deitado em decúbito dorsal, podendo também ficar em decúbito lateral utilizando-se o membro do hemicorpo superior para efetuar a medição.

Braço fixo do goniômetro: na linha média axilar do tronco.

Braço móvel do goniômetro: paralelo e sobre a superfície lateral da coxa, em direção ao côndilo lateral do fêmur.

Eixo: aproximadamente no nível do trocanter maior.

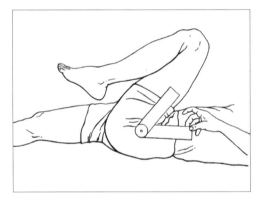

Figura 29. Colocação do goniômetro para medir o movimento de flexão da coxa.

Observação: esta medida é difícil de ser feita em virtude do volume dos músculos da coxa e do quadril. É importante localizar os referidos pontos para certificar-se da colocação correta do goniômetro.

Movimento de extensão da coxa (0 a 10°) (Figura 30)

Posição ideal: deitado em decúbito ventral; como alternativa, em decúbito lateral.

Braço fixo do goniômetro: na linha axilar média do tronco.

Braço móvel do goniômetro: ao longo da superfície lateral da coxa, em direção ao côndilo lateral do fêmur.

Eixo: aproximadamente no nível do trocanter maior.

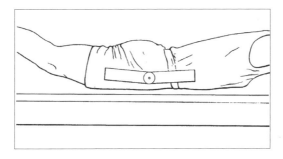

Figura 30. Colocação do goniômetro para medir o movimento de extensão da coxa.

Observação: o indivíduo deve manter as espinhas ilíacas anterossuperiores apoiadas no leito, para garantir que não haja movimentação da coluna lombar.

Movimento de abdução da coxa (0 a 45°) (Figura 31)

Posição ideal: deitado em decúbito dorsal, observando o alinhamento corporal. A medida é feita na região anterior da coxa, sobre a articulação da coxa.

Braço fixo do goniômetro: sobre a linha traçada entre as espinhas ilíacas anterossuperiores ou nivelado com elas.

Braço móvel do goniômetro: sobre a região anterior da coxa, ao longo da diáfise do fêmur.

Eixo: sobre o eixo anteroposterior da articulação do quadril, aproximadamente no nível do trocanter maior.

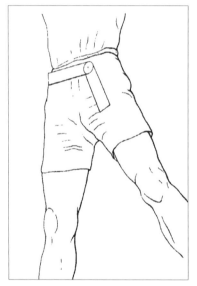

Figura 31. Colocação do goniômetro para medir o movimento de abdução da coxa.

Observação: procura-se manter o paralelismo do braço fixo, ainda que, às vezes, seja preciso deslocá-lo ficando um pouco abaixo das espinhas ilíacas, para que o braço móvel coincida com o eixo da diáfise do fêmur. Deve-se evitar que os membros inferiores adotem a posição de rotação medial ou lateral.

Movimento de adução da coxa (0 a 15°) (Figura 32)

O membro que não vai ser medido afasta-se em abdução para permitir a adução do outro membro.

Posição ideal: deitado em decúbito dorsal, observando o alinhamento corporal. A medida é feita na região anterior da coxa sobre a articulação do quadril.

Braço fixo do goniômetro: sobre a linha traçada entre as espinhas ilíacas anterossuperiores, ou nivelado com elas.

Braço móvel do goniômetro: sobre a região anterior da coxa, ao longo da diáfise do fêmur.

Eixo: sobre o eixo anteroposterior da articulação do quadril, aproximadamente no nível do trocanter maior.

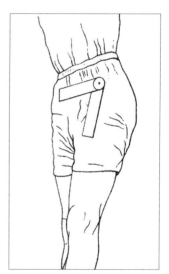

Figura 32. Colocação do goniômetro para medir o movimento de adução da coxa.

Observação: a pelve sofre certo deslocamento, porém não deve impedir a colocação correta do goniômetro. O corpo pode rodar na direção do movimento e o quadril tende à rotação lateral na abdução e à rotação medial na adução, devendo-se evitar ambas.

Movimento de rotação medial da coxa (0 a 45°) (Figura 33)

Posição ideal: sentado com o joelho e o quadril fletidos a 90° e em posição neutra. Como alternativa, pode ficar deitado em decúbito dorsal, com o joelho e quadril também fletidos a 90°.

Braço fixo do goniômetro: paralelo e sobre a linha média anterior da tíbia, com o eixo axial próximo ao centro do joelho. O braço fixo do goniômetro não se move quando ocorre o movimento e deve permanecer perpendicular ao chão.

Método alternativo para o braço fixo do goniômetro: os dois braços do goniômetro podem coincidir com a linha média da tíbia, mantendo-se o eixo fixo e o móvel acompanhando o movimento.

Braço móvel do goniômetro: ao longo da tuberosidade da tíbia, em um ponto equidistante entre os maléolos na superfície anterior.

Eixo: na face anterior da patela.

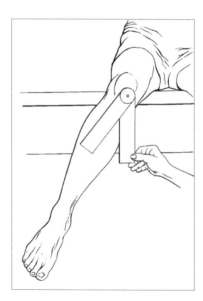

Figura 33. Colocação do goniômetro para medir o movimento de rotação medial da coxa.

Movimento de rotação lateral da coxa (0 a 45°) (Figura 34)

Posição ideal: sentado com o joelho e o quadril fletidos a 90° e em posição neutra. Como alternativa pode ficar deitado em decúbito dorsal com o joelho e o quadril fletidos a 90°.

Braço fixo do goniômetro: perpendicular à margem anterior da tíbia, com o eixo axial sobre a linha articular do joelho. Deve-se manter o goniômetro paralelo ao solo.

Método alternativo para o braço fixo do goniômetro: os dois braços do goniômetro podem coincidir na margem anterior da tíbia, mantendo-se o eixo fixo e o móvel acompanhando o movimento.

Braço móvel do goniômetro: sobre a margem anterior da tíbia.

Eixo: na face anterior da patela.

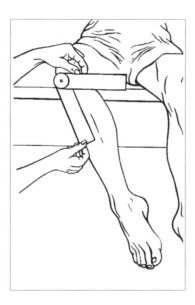

Figura 34. Colocação do goniômetro para medir o movimento de rotação lateral da coxa.

Articulação do joelho

Movimento de flexão da perna (0 a 140°) (Figura 35)

Posição ideal: deitado em decúbito dorsal com o joelho e o quadril fletidos, ou ainda sentado numa mesa com a coxa apoiada e o joelho fletido.

Braço fixo do goniômetro: paralelo à superfície lateral do fêmur dirigido para o trocanter maior.

Braço móvel do goniômetro: paralelo à face lateral da fíbula dirigido para o maléolo lateral.

Eixo: sobre a linha articular da articulação do joelho.

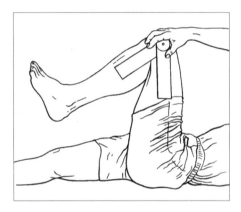

Figura 35. Colocação do goniômetro para medir o movimento de flexão da perna.

Articulação do tornozelo ou talocrural

Movimento de flexão ou flexão dorsal do pé (0 a 20°) (Figura 36)

A posição anatômica do pé é a medida que se adota na posição ereta.

Posição ideal: sentado ou deitado em decúbito ventral ou dorsal, porém com os joelhos fletidos e o pé em posição anatômica. Para a realização das medidas, utiliza-se a superfície lateral da articulação. O joelho deve ser fletido a pelo menos 25° ou 30°, para diminuir a ação dos músculos da região posterior da coxa.

Braço fixo do goniômetro: paralelo à face lateral da fíbula.

Braço móvel do goniômetro: paralelo à superfície lateral do quinto metatarso.

Eixo: na articulação do tornozelo, junto ao maléolo lateral.

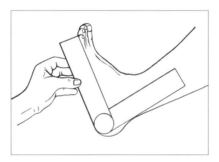

Figura 36. Colocação do goniômetro para medir a flexão do tornozelo.

Movimento de extensão ou flexão plantar do pé (0 a 45°) (Figura 37)

Posição ideal: sentado ou deitado em decúbito ventral ou dorsal, porém os joelhos devem estar fletidos a pelo menos 25° ou 30°, para diminuir a ação do compartimento posterior da coxa; o pé deve estar em posição anatômica.

Braço fixo do goniômetro: paralelo à face lateral da fíbula.

Braço móvel do goniômetro: paralelo à superfície lateral do quinto metatarso.

Eixo: na articulação do tornozelo, junto ao maléolo lateral.

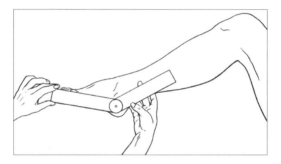

Figura 37. Colocação do goniômetro para medir a extensão do tornozelo.

Movimento de adução ou inversão do pé (0 a 40°) (Figura 38)

Posição ideal: sentado, o joelho fletido a 90° e o pé em flexão plantar. Cuidado para não realizar a rotação do joelho ou quadril quando realizar a inversão.

Braço fixo do goniômetro: alinhado e paralelo sobre a margem anterior da tíbia.

Braço móvel do goniômetro: sobre a superfície dorsal do segundo metatarso.

Eixo: aproximadamente no nível da articulação tibiotarsal.

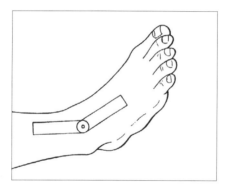

Figura 38. Colocação do goniômetro para medir a adução do pé.

Observação: evitar a rotação do quadril e a flexão e extensão do tornozelo.

Movimento de abdução ou eversão do pé (0 a 20°) (Figura 39)

Posição ideal: sentado, porém com o joelho fletido a 90° e o pé em flexão plantar. Cuidado para não realizar a rotação do joelho ou quadril quando realizar a eversão.

Braço fixo do goniômetro: sobre a margem anterior da tíbia.

Braço móvel do goniômetro: sobre a superfície dorsal do terceiro metatarso.

Eixo: aproximadamente no nível da articulação tibiotarsal.

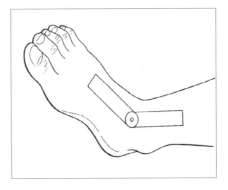

Figura 39. Colocação do goniômetro para medir o movimento de abdução do pé.

Observação: evitar a rotação do quadril e a flexão e extensão do tornozelo. Não apertar o goniômetro contra o pé.

Articulações metatarsofalângicas

Movimento de flexão dos dedos

Primeiro dedo (hálux): 0 a 45°.

Segundo ao quinto dedo: 0 a 40° (Figura 40).

Posição ideal: deitado em decúbito dorsal com tornozelo, pé e dedos na posição anatômica. Como alternativa, pode ficar sentado.

Braço fixo do goniômetro: sobre a superfície dorsal do metatarso.

Braço móvel do goniômetro: sobre a superfície dorsal da falange proximal.

Eixo: sobre a linha articular da articulação que está sendo medida.

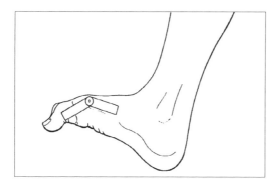

Figura 40. Colocação do goniômetro para medir a flexão das articulações metatarsofalângicas.

Observação: para o primeiro e o quinto dedos, o braço fixo pode ser colocado sobre a superfície medial e lateral do metatarso, e o braço móvel pode ser colocado sobre a superfície medial e lateral da falange proximal, com o eixo respectivamente sobre o ponto médio da superfície medial e lateral da articulação.

Movimento de extensão dos dedos

Primeiro dedo: 0 a 90°.

Segundo ao quinto dedo: 0 a 45° (Figura 41).

Posição ideal: deitado em decúbito dorsal com o tornozelo, pé e dedos na posição anatômica. Como alternativa, pode ficar sentado.

Braço fixo do goniômetro: paralelo e sobre a superfície plantar do metatarso.

Braço móvel do goniômetro: sobre a superfície plantar da falange proximal.

Eixo: sobre a linha articular da articulação que está sendo medida.

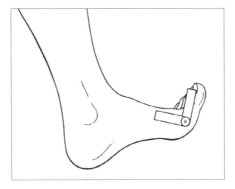

Figura 41. Colocação do goniômetro para medir a extensão das articulações metatarsofalângicas.

Articulações interfalângicas (I), interfalângicas proximais (IP), interfalângicas distais (ID)

Movimento de flexão

(I) Primeiro dedo: 0 a 90°.

(IP) Do segundo ao quinto dedo: 0 a 35°.

(ID) Do segundo ao quinto dedo: 0 a 60° (Figura 42).

Posição ideal: deitado em decúbito dorsal com o joelho levemente fletido.

Braço fixo do goniômetro: sobre a superfície dorsal, do segundo ao quinto dedos e sobre a superfície medial para o hálux da articulação a ser medida.

Braço móvel do goniômetro: sobre a superfície dorsal do segundo ao quinto dedos e sobre a superfície medial para o hálux da articulação a ser medida

Eixo: sobre a linha articular da articulação que está sendo medida.

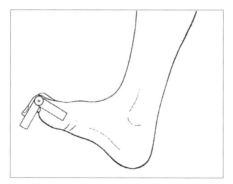

Figura 42. Colocação do goniômetro para medir a flexão das articulações interfalângicas.

3 ÂNGULOS ARTICULARES DA COLUNA VERTEBRAL

3 ÂNGULOS ARTICULARES DA COLUNA VERTEBRAL

Tabela 3. Amplitude normal dos ângulos da coluna vertebral

MOVIMENTO	COLUNA VERTEBRAL CERVICAL (GRAUS)	COLUNA VERTEBRAL LOMBAR (GRAUS)
Flexão	0 a 65	0 a 95
Extensão	0 a 50	0 a 35
Flexão lateral	0 a 40	0 a 40
Rotação	0 a 55	0 a 35

Fonte: American Academy of Orthopaedic Surgeons, 1965.

Coluna vertebral lombar (região dorsolombar)

Movimento de flexão da região lombar (0 a 95°) (Figura 43)

Posição ideal: em pé, com os pés juntos e alinhados. A medida é feita na superfície lateral do indivíduo.

Braço fixo do goniômetro: perpendicular ao solo, no nível da crista ilíaca.

Braço móvel do goniômetro: ao completar o movimento de flexão do tronco, coloca-se ao longo da linha axilar média do tronco.

Eixo: espinha ilíaca anterossuperior.

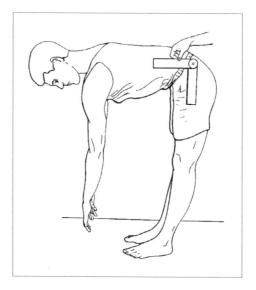

Figura 43. Colocação do goniômetro para medir o movimento de flexão da região lombar.

Observação: evitar a flexão dos joelhos. É importante observar que a coluna vertebral deve permanecer reta.

Movimento de extensão da região lombar (0 a 35°) (Figura 44)

Posição ideal: em pé, com os pés juntos e bem alinhados.

Braço fixo do goniômetro: em direção ao côndilo lateral do fêmur.

Braço móvel do goniômetro: ao completar o movimento de extensão do tronco, colocá-lo ao longo da linha axilar média do tronco.

Eixo: espinha ilíaca anterossuperior.

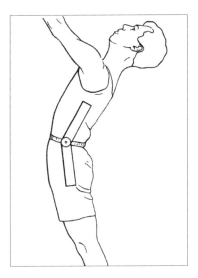

Figura 44. Colocação do goniômetro para medir o movimento de extensão da região lombar.

Observação: evitar a hiperextensão dos joelhos.

Movimento de flexão lateral da região lombar (0 a 40°) (Figura 45)

Posição ideal: em pé, bem alinhado e de costas para o fisioterapeuta.

Braço fixo do goniômetro: nivelado com as espinhas ilíacas posterossuperiores.

Braço móvel do goniômetro: pede-se ao paciente que se incline lateralmente. Ao completar o movimento, coloca-se o braço do goniômetro dirigido para o processo espinhoso da sétima vértebra cervical.

Eixo: entre as espinhas ilíacas posterossuperiores sobre a crista sacral mediana.

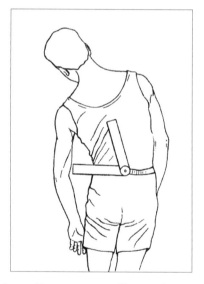

Figura 45. Colocação do goniômetro para medir o movimento de flexão lateral da região lombar.

Movimento de rotação da região lombar (0 a 35°) (Figura 46)

Posição ideal: sentado, bem ereto, com a pelve fixa, rodando a coluna para o lado que vai ser avaliado.

Braço fixo do goniômetro: inicialmente, os dois braços do goniômetro coincidem e devem ser colocados no centro da cabeça, paralelos ao solo e sobre a sutura sagital.

Braço móvel do goniômetro: acompanha o movimento, permanecendo paralelo ao solo e sobre a sutura sagital.

Método alternativo:

Braço fixo: colocá-lo no centro da cabeça com a ponta voltada para o acrômio, permanecendo fixo durante o movimento.

Braço móvel: acompanha o movimento sempre na direção do acrômio.

Eixo: centro da cabeça.

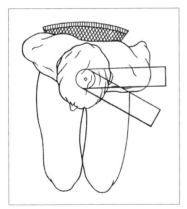

Figura 46. Movimento de rotação da região lombar.

Observação: é importante que, além da pelve, a coluna cervical também permaneça fixa, rodando apenas o tronco.

Coluna vertebral cervical

Movimento de flexão da região cervical (0 a 65°) (Figura 47)

Posição ideal: sentado ou em pé, de costas para o fisioterapeuta. Não esquecer de alinhar a coluna cervical.

Braço fixo do goniômetro: no nível do acrômio e paralelo ao solo, no mesmo plano transversal do processo espinhoso da sétima vértebra cervical.

Braço móvel do goniômetro: ao final do movimento de flexão da coluna cervical, colocá-lo dirigido para o lóbulo da orelha.

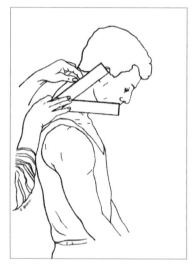

Figura 47. Colocação do goniômetro para medir o movimento de flexão da região cervical.

Observação: utilizando uma caneta, pode-se assinalar um ponto no lóbulo da orelha antes de iniciar as medidas, que servirá como referência para a colocação do goniômetro ao final do movimento.

Movimento de extensão da região cervical (0 a 50°) (Figura 48)

Posição ideal: sentado ou em pé, de costas para o fisioterapeuta.

Braço fixo do goniômetro: no nível do acrômio e paralelo ao solo, no mesmo plano transversal do processo espinhoso da sétima vértebra cervical.

Braço móvel do goniômetro: ao final do movimento de extensão da coluna cervical, colocá-lo dirigido para o lóbulo da orelha.

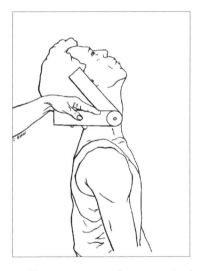

Figura 48. Colocação do goniômetro para medir a extensão da região cervical.

Observação: antes de iniciar as medidas e com o auxílio de uma caneta, pode-se assinalar um ponto no lóbulo da orelha, que será utilizado como ponto de referência ao final do movimento.

Movimento de flexão lateral da região cervical (0 a 40°) (Figura 49)

Posição ideal: sentado ou em pé, de costas para o fisioterapeuta.

Braço fixo do goniômetro: paralelo ao solo.

Braço móvel do goniômetro: ao final do movimento de inclinação lateral da coluna cervical, colocá-lo na linha média da coluna cervical, dirigido para a protuberância occipital externa.

Eixo: sobre o processo espinhoso da sétima vértebra cervical.

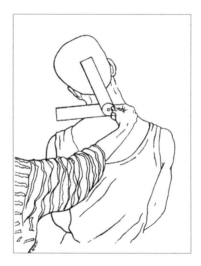

Figura 49. Colocação do goniômetro para medir a flexão lateral da região cervical.

4 GONIOMETRIA ESPECIAL

4   Goniometria Especial

Neste capítulo, será realizada a goniometria de algumas deformidades frequentes em muitos indivíduos e em algumas situações patológicas.

Joelhos

Ângulo Q (0 a 170°) (Figura 50)

O ângulo Q é posição aduzida da diáfise do fêmur e a direção compensadora da tíbia para transmitir o peso perpendicularmente ao solo. Assim, durante a sustentação de peso sobre a perna, as forças são dirigidas no sentido medial do joelho. Se o ângulo for menor que 170°, tem-se um *genu valgum* (joelho valgo); se o ângulo se aproximar dos 180°, a deformidade é chamada *genu varum* (joelho varo).

São consideradas medidas de ângulo normal:
- para homens: 13° (Magee, 1997); 10 a 14° (Hamil e Knutzen, 1999);
- para as mulheres: 18° (Magee, 1997) 15 a 17° (Hamil e Knutzen, 1999).

Figura 50. Ângulo Q dos joelhos.

Valgo de joelhos (Figura 51)

Posição ideal: em pé, joelhos levemente apoiados um no outro, sem sobrepor um ao outro. Caso haja dificuldade, realizar as medidas com o indivíduo deitado em decúbito dorsal.

Braço fixo do goniômetro: no centro da patela em direção à espinha ilíaca anterossuperior.

Braço móvel do goniômetro: tuberosidade tibial.

Eixo: centro da patela.

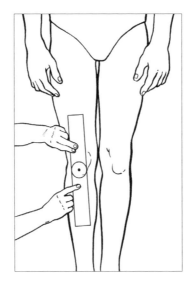

Figura 51. Colocação do goniômetro para medir o valgo de joelhos.

Observação: não esquecer que um discreto valgo (ver ângulo Q) é fisiológico. No valgo de joelhos, o ângulo Q deve estar aumentado.

Método alternativo da medida do valgo de joelhos: uso da fita métrica (Figura 52)

Posição ideal: em pé, joelhos levemente apoiados um no outro sem sobrepor um ao outro.

Uso da fita métrica: medir a distância, com fita métrica, entre os maléolos mediais.

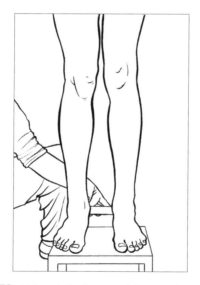

Figura 52. Valgo de joelhos medido com fita métrica.

Observação: atenção para não afastar demais ou sobrepor os joelhos. As medidas são obtidas em centímetros.

Varo de joelhos (Figura 53)

Posição ideal: em pé, com os maléolos mediais juntos. Caso haja dificuldade, realizar as medidas com o indivíduo deitado em decúbito dorsal.

Braço fixo do goniômetro: no centro da patela em direção à espinha ilíaca anterossuperior.

Braço móvel do goniômetro: tuberosidade tibial.

Eixo: centro da patela.

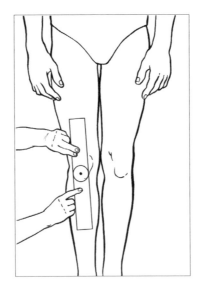

Figura 53. Colocação do goniômetro para medir o varo de joelhos.

Observação: no varo de joelhos, o ângulo Q deve estar diminuído.

Método alternativo da medida do varo de joelhos: uso da fita métrica (Figura 54)

Posição ideal: em pé, com os maléolos mediais levemente apoiados um no outro.

Uso da fita métrica: medir a distância, em centímetros, entre os côndilos mediais do fêmur.

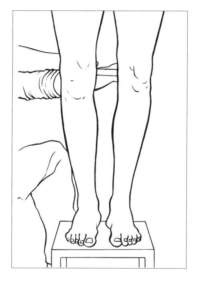

Figura 54. Varo de joelhos medido com fita métrica.

Observação: as medidas são obtidas em centímetros.

Joelho recurvado (Figura 55)

Posição ideal: em pé com os tornozelos juntos. A medida deve ser feita com o indivíduo em decúbito lateral.

Braço fixo do goniômetro: ao longo da superfície lateral da coxa em direção ao trocanter maior do fêmur.

Braço móvel do goniômetro: na fíbula em direção ao maléolo lateral do tornozelo.

Eixo: côndilo lateral do fêmur.

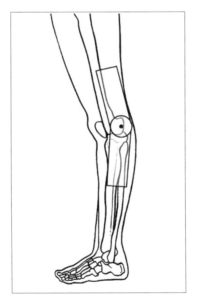

Figura 55. Colocação do goniômetro para medir o recurvado de joelhos.

Observação: em um joelho alinhado, o arco de movimento deve ser de 0 a 180°.

Cotovelos

Ângulo de carregamento do cotovelo (Figura 56)

Na posição de extensão do cotovelo, a ulna e o úmero formam este ângulo em virtude da assimetria da tróclea.

São consideradas medidas de ângulo normal:
- para homens: aproximadamente 5°;
- para mulheres: varia de 10 a 15° (Hoppenfeld, 1987).

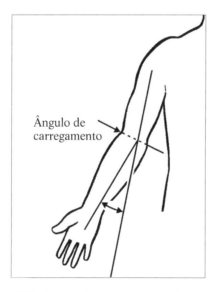

Figura 56. Ângulo de carregamento do cotovelo.

Valgo de cotovelos (Figura 57)

Posição ideal: em pé ou sentado, com a palma da mão voltada para a frente.

Braço fixo do goniômetro: diáfise do úmero apontando para o acrômio.

Braço móvel do goniômetro: no antebraço apontando para uma linha média entre o rádio e a ulna, em direção ao 3º dedo.

Eixo: uma linha através dos centros da tróclea e do capítulo.

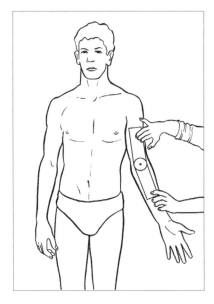

Figura 57. Colocação do goniômetro para medir o valgo de cotovelos.

Observação: não esquecer que um discreto valgo é fisiológico.

Varo de cotovelos (Figura 58)

Posição ideal: em pé ou sentado, palma da mão voltada para a frente.

Braço fixo do goniômetro: diáfise do úmero apontando para o acrômio.

Braço móvel do goniômetro: no antebraço apontando para uma linha média entre o rádio e a ulna, em direção ao 3º dedo.

Eixo: uma linha através dos centros da tróclea e do capítulo.

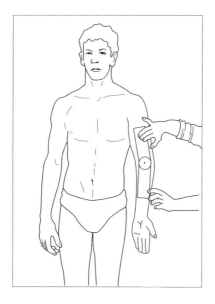

Figura 58. Colocação do goniômetro para medir o varo de cotovelos.

Deformidades do pé

Deformidades do antepé (Figura 59)

Valgo – Eversão do antepé: resulta em pé cavo.

Varo – Inversão do antepé: resulta em pé plano.

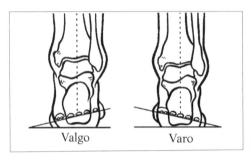

Figura 59. Deformidades do antepé.

Observação: atenção para o tendão do calcâneo, que, neste caso, está alinhado.

Deformidades do retropé (Figura 60)

Valgo – Eversão do calcâneo: resulta em pé plano.

Varo – Inversão do calcâneo: resulta em pé cavo.

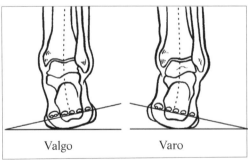

Figura 60. Deformidades do retropé.

Observação: atenção para o tendão do calcâneo, que, neste caso, está desalinhado.

Varo de retropé (Figura 61)

Posição ideal: em pé.

Braço fixo do goniômetro: linha média posterior da tíbia.

Braço móvel do goniômetro: linha média posterior acompanhando o alinhamento do calcâneo.

Eixo do goniômetro: no tendão do calcâneo, entre os dois maléolos.

Valgo de retropé (Figura 61)

Posição ideal: em pé.

Braço fixo do goniômetro: linha média posterior da tíbia.

Braço móvel do goniômetro: linha média posterior acompanhando o alinhamento do calcâneo.

Eixo do goniômetro: no tendão do calcâneo, entre os dois maléolos.

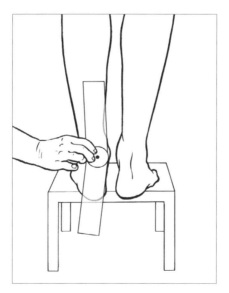

Figura 61. Colocação do goniômetro para medir o valgo e o varo de retropé.

Hálux valgo (Figura 62)

Posição ideal: em pé ou sentado.

Braço fixo do goniômetro: alinhado sobre o primeiro metatarso.

Braço móvel do goniômetro: alinhado sobre a linha média das falanges proximal e distal do hálux.

Eixo: sobre a articulação metacarpofalângica.

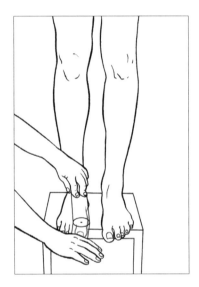

Figura 62. Colocação do goniômetro para medir o hálux valgo.

Medidas da flexibilidade

Índice de Schober (Figura 63)

Mede a mobilidade do segmento lombossacral da região lombar.

Posição ideal: em pé, com os pés juntos.

Com um lápis dermatográfico, traça-se uma linha unindo as duas espinhas ilíacas posterossuperiores e outra linha 10 cm acima. Em seguida, pede-se ao indivíduo que faça uma flexão anterior do tronco. O examinador mede a distância entre as espinhas ilíacas posterossuperiores e o ponto marcado 10 cm acima. Em pessoas que não apresentam patologias na coluna, como espondilite anquilosante, este ponto se desloca, aumentando a distância em aproximadamente 5 cm, sendo então considerada uma boa mobilidade ou mobilidade normal (Cruz Filho, 1980).

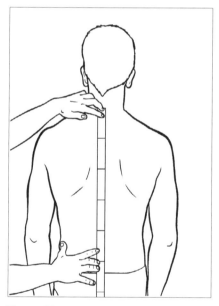

Figura 63. Medida do índice de Schober.

Observação: atentar para que os joelhos permaneçam estendidos.

Índice de Stibor (Figura 64)

Mede a flexibilidade da coluna vertebral.

Posição ideal: em pé, com os pés juntos.

Com um lápis dermatográfico, traça-se uma linha unindo as duas espinhas ilíacas posterossuperiores. Assinala-se o processo espinhoso da sétima vértebra cervical e, com uma fita métrica, mede-se a distância entre os dois pontos assinalados. Em seguida, pede-se ao indivíduo que faça uma flexão anterior do tronco e, nesta posição, o examinador mede novamente a distância entre os dois pontos. O índice de Stibor é a diferença entre os dois valores: a distância entre as espinhas ilíacas posterossuperiores e C7 em posição ortostática e em posição inclinada. Em um indivíduo que não apresente patologia na coluna (p. ex., espondilite anquilosante), a distância aumenta em 10 cm, sendo então considerada mobilidade normal (Cruz Filho, 1980).

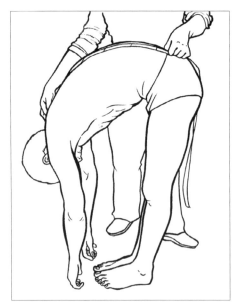

Figura 64. Medida do índice de Stibor.

Observação: atentar para que os joelhos permaneçam estendidos.

Teste do 3º dedo ao solo (Figura 65)

Mede a flexibilidade global do indivíduo.

Posição ideal: em pé, com os pés juntos.

A distância do 3º dedo ao solo é medida com o paciente em flexão máxima de tronco sem flexão de joelhos e com a cabeça relaxada. Com uma fita métrica, mede-se a distância do 3º dedo das duas mãos ao solo.

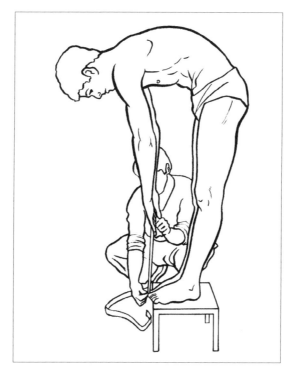

Figura 65. Teste do 3º dedo ao solo.

Observação: atentar para que os joelhos permaneçam estendidos.

5

FOTOGRAMETRIA

5   FOTOGRAMETRIA[1]

Fotogrametria é a arte, a ciência e a tecnologia para obter informação confiável sobre objetos físicos e o meio ambiente, por meio de processos de gravação, medição e interpretação de imagens fotográficas e padrões de energia eletromagnética radiante e outras fontes (Iunes et al., 2005). A fotogrametria possibilita o registro de pequenas mudanças e da inter-relação entre diferentes partes do corpo humano difíceis de serem mensuradas ou registradas por outros meios (Watson, 1998).

A utilização da fotogrametria pode facilitar a quantificação das variáveis relacionadas à postura, gerando dados mais confiáveis comparados à observação visual, propiciando mais credibilidade tanto para a fisioterapia clínica quanto para as pesquisas (Iunes et al., 2005).

Um dos métodos válidos e utilizados para realizar a fotogrametria é o *Software* de Análise Postural (SAPO), que foi objeto da tese de doutorado de Elizabeth Alves Ferreira. O SAPO foi desenvolvido por uma equipe de pesquisadores brasileiros (Ferreira et al., 2010). É um *software* livre e gratuito, disponibilizado no endereço http://puig.pro.br/sapo/, cujo objetivo é mensurar ângulos e distâncias.

Tomada de fotografias

Material

São necessários: uma câmera fotográfica digital, um tripé, um fio de prumo com duas ou três bolas de isopor de 15 mm, fita adesiva dupla

---

[1] Colaboração de Elizabeth Alves Gonçalves Ferreira.

Manual de Goniometria

face, cartolina ou tapete de borracha (no caso do tapete de borracha, sugere-se a medida de 70 × 74 cm).

Local e câmera fotográfica

A câmera deve ser colocada em um tripé com altura em torno de 60 ou 80 cm, de forma que fique alinhada com a região mediana do tronco; e deve permanecer a uma distância mínima de 160 cm do indivíduo, de modo a permitir uma visualização plena do sujeito no visor da câmera. O fio de prumo deve estar posicionado paralelo ao indivíduo.

Posicionamento do indivíduo

A postura é o posicionamento de todos os segmentos do corpo num determinado momento (Gangnet et al., 2003) e a fotografia é o registro deste alinhamento em um plano. Ao todo são quatro planos ou vistas: anterior, posterior, lateral direito e lateral esquerdo. É importante o indivíduo estar numa posição que retrate seu alinhamento habitual. Um ponto controverso é a base de sustentação durante a tomada de fotografia. Há duas opções:

- Base de sustentação prévia: é determinada previamente à tomada de fotografia. Solicita-se ao indivíduo que aproxime os pés mantendo cerca de 10 cm de distância entre as cabeças dos 2 primeiros metatarsos. Em casos de valgo, usar como referência o contato da face interna das coxas.
- Base de sustentação livre: permitir que o sujeito posicione os pés de forma livre e confortável e mensurar essa base. Sugere-se o comando verbal "Assuma uma postura confortável e mantenha-se olhando para frente". Para garantir a mesma base de sustentação nas quatro fotografias, pode ser utilizado um tapete de borracha ou uma cartolina, na qual o indivíduo posiciona-se livremente para a primeira tomada de fotografias. A seguir, desenha-se o contorno do pé direito e do pé

esquerdo no tapete ou cartolina. Após a tomada de fotografia em vista anterior, por exemplo, pede-se ao sujeito para sair de cima do tapete/cartolina, vira-se o tapete e faz-se a tomada da fotografia em vista lateral, repete-se o mesmo para vista posterior. Dessa maneira, a base de sustentação será sempre a mesma e poderá ser mensurada (Ferreira, 2006).

Localização dos pontos anatômicos

A precisa localização dos pontos anatômicos é essencial para que o cálculo dos ângulos e das distâncias referentes ao alinhamento postural seja confiável. A mensuração dos ângulos é feita a partir das coordenadas dos pontos marcados no indivíduo. Na coluna vertebral, deve-se colocar duas ou três bolas de isopor sobrepostas em cada vértebra para possibilitar a visualização em vista lateral. No ponto de transição da espinha da escápula com a margem medial da escápula e no ponto do ângulo inferior da escápula, sugerem-se bolas pintadas com caneta preta, para impedir que, na vista lateral, estes pontos sejam confundidos com os marcadores da coluna vertebral. Para localização dos pontos anatômicos e colocação dos marcadores, ver o "Tutorial para localização dos pontos anatômicos" (extraído de Ferreira, 2006) no fim deste capítulo.

As Figuras 66, 67 e 68 apresentam os pontos anatômicos que podem ser demarcados. Para a utilização do protocolo SAPO, não são necessários todos os pontos apresentados.

Fotografias

Os indivíduos devem ser fotografados em vista anterior, posterior, lateral direita e esquerda após a localização e demarcação dos pontos anatômicos.

As Figuras 69 e 70 apresentam, de forma esquemática, os ângulos avaliados nas vistas anterior e posterior.

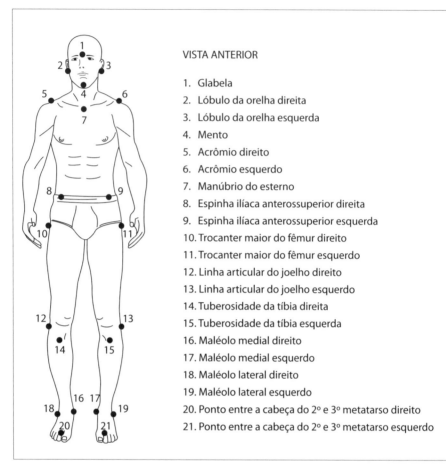

Figura 66. Pontos que podem ser demarcados na vista anterior. Fonte: adaptada do *software* de análise postural – SAPO.

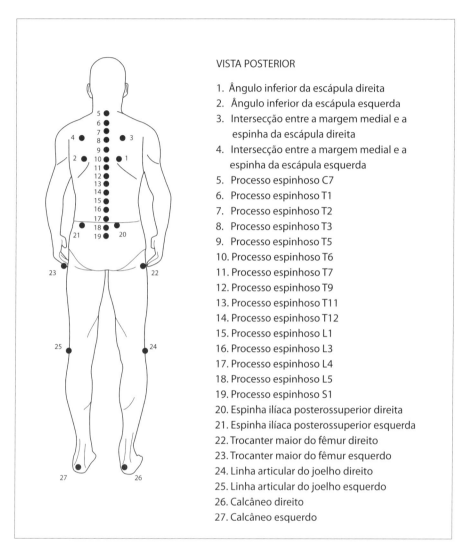

Figura 67. Pontos que podem ser demarcados na vista posterior. Fonte: adaptada do *software* de análise postural – SAPO.

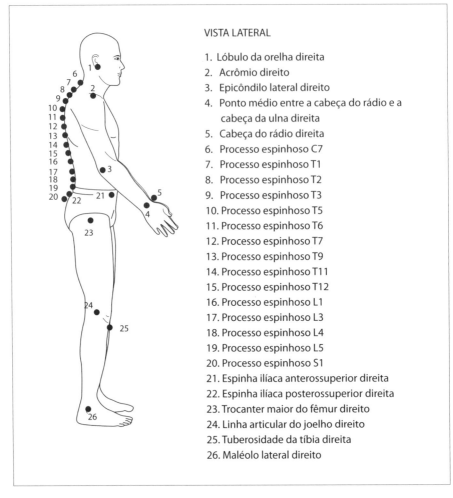

Figura 68. Pontos que podem ser demarcados na vista lateral direita. Fonte: adaptada do *software* de análise postural – SAPO.

Fotogrametria 93

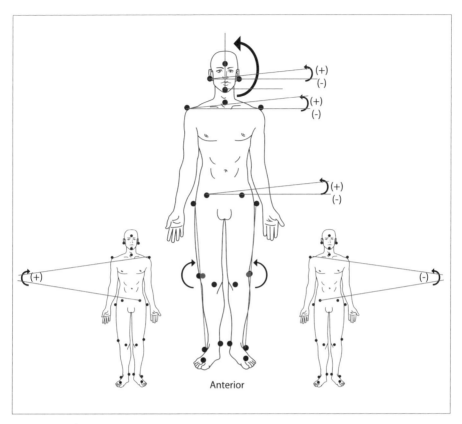

Figura 69. Ângulos avaliados na vista anterior. Fonte: adaptada de Ferreira, 2006.

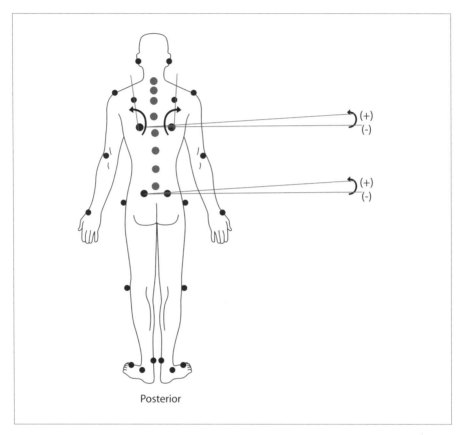

Figura 70. Ângulos avaliados na vista posterior. Fonte: adaptada de Ferreira, 2006.

Análise das fotografias

No protocolo SAPO, a análise das fotos deve obedecer à seguinte rotina: abertura da foto, *zoom* (se necessário), calibração da imagem a partir do fio de prumo, marcação dos pontos anatômicos e produção de relatório sobre as medidas avaliadas.

Interpretação do relatório

É possível utilizar o protocolo SAPO para análise ou elaborar o próprio protocolo a partir da seleção de algumas medidas e seus respectivos pontos anatômicos. O protocolo SAPO também permite medir ângulos livres ou distâncias.

Nas medidas obtidas na vista anterior, na inclinação à direita, o sinal é positivo (lado esquerdo mais elevado) e na inclinação à esquerda, o sinal é negativo (lado direito mais elevado), sendo que o vértice dos ângulos está posicionado no lado direito em todas as medidas que avaliam alinhamento horizontal entre duas estruturas anatômicas bilaterais (direita e esquerda). No caso do ângulo entre os dois acrômios e as duas espinhas ilíacas anterossuperiores, foi padronizado que a inclinação à direita é expressa por sinal positivo, e à esquerda, por sinal negativo.

Na vista posterior, o ângulo entre as duas espinhas ilíacas posterossuperiores é considerado positivo quando a inclinação é à esquerda (direito mais elevado) e negativo na inclinação à direita.

Todo relatório deve ser interpretado clinicamente pelo fisioterapeuta. As Tabelas 4 a 6 apresentam a interpretação clínica das medidas do relatório SAPO.

Tabela 4. Interpretação clínica das medidas do relatório SAPO – Vista anterior

MEDIDA DO RELATÓRIO	INTERPRETAÇÃO CLÍNICA
Alinhamento horizontal da cabeça	Inclinação da cabeça para D ou E
Alinhamento horizontal dos acrômios	Inclinação dos ombros para D ou E
Alinhamento horizontal das espinhas ilíacas anterossuperiores	Inclinação da pelve para D ou E
Ângulo entre os 2 acrômios e as 2 espinhas ilíacas anterossuperiores	Inclinação do tronco para D ou E
Ângulo frontal do membro inferior	Alinhamento do membro inferior
Alinhamento horizontal da tuberosidade das tíbias direita e esquerda	Alinhamento das pernas

Tabela 5. Interpretação clínica das medidas do relatório SAPO – Vista posterior

MEDIDA DO RELATÓRIO	INTERPRETAÇÃO CLÍNICA
Assimetria horizontal da escápula em relação à T3	Simetria no alinhamento das escápulas em relação à T3
Ângulo perna/retropé	Posicionamento do tornozelo

Tabela 6. Interpretação clínica das medidas do relatório SAPO – Vista lateral

MEDIDA DO RELATÓRIO	INTERPRETAÇÃO CLÍNICA
Alinhamento horizontal da cabeça	Posicionamento com tendência a flexão/extensão
Alinhamento vertical da cabeça	Anteriorização da cabeça
Alinhamento vertical do tronco	Anteriorização ou inclinação anterior do tronco
Ângulo do quadril	Posicionamento do ângulo do quadril
Alinhamento vertical do corpo	Anteriorização ou inclinação anterior do corpo
Alinhamento horizontal da pelve	Inclinação da pelve (anteversão/retroversão)
Ângulo do joelho	Posicionamento do ângulo do joelho
Ângulo do tornozelo	Ângulo tibiotarsal

Tutorial para localização dos pontos anatômicos

Este tutorial foi extraído da tese de Ferreira, 2006 e tem como objetivo auxiliar na localização dos pontos anatômicos onde são colocados os marcadores.

O protocolo SAPO realiza análises a partir das coordenadas dos pontos marcados nas fotos, porém, a precisa localização dos pontos anatômicos é determinante para uma boa avaliação postural e também para que as medidas obtidas com o SAPO sejam confiáveis.

Os pontos anatômicos para a colocação dos marcadores estão descritos a seguir, acompanhados da localização anatômica no modelo ósseo e humano.

Ponto anatômico: glabela.

Localização: ponto entre as duas sobrancelhas.

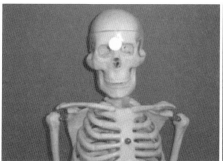 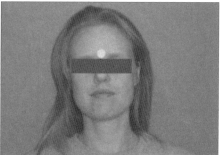

Figura 71. Ponto anatômico: glabela.

Ponto anatômico: trago.

Localização: situado no pavilhão da orelha externa, próximo à inserção deste em relação à face.

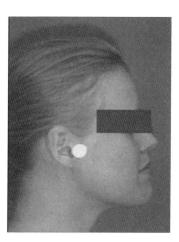

Figura 72. Ponto anatômico: trago.

Ponto anatômico: mento.

Localização: ponto médio do mento.

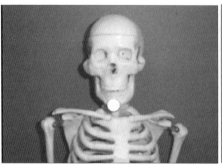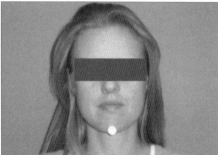

Figura 73. Ponto anatômico: mento.

Ponto anatômico: manúbrio do esterno.

Localização: situa-se na região superior do esterno. Colocar o marcador na margem superior do manúbrio, abaixo da incisura jugular, mais especificamente no ponto médio entre as duas articulações esternoclaviculares.

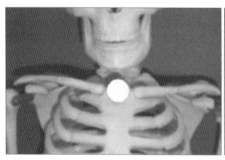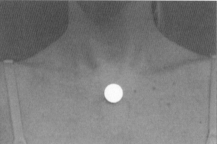

Figura 74. Ponto anatômico: manúbrio do esterno.

Ponto anatômico: acrômio.

Localização: colocar o marcador na margem lateral do acrômio. O examinador deve percorrer a clavícula a partir do esterno em direção ao ombro. A primeira saliência óssea importante a ser palpada é a extremidade acromial da articulação acromioclavicular; em seguida, um pouco mais abaixo, está a margem lateral do acrômio.

Observação: é importante não confundir este ponto com o tubérculo maior do úmero. Um teste simples é manter o dedo do examinador no ponto ósseo e pedir para que a pessoa realize a rotação lateral do braço com o antebraço em flexão. Se o examinador sentir que a estrutura óssea move-se durante o movimento do braço, localizou o tubérculo maior do úmero, e não o acrômio.

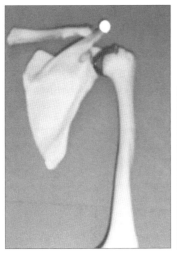 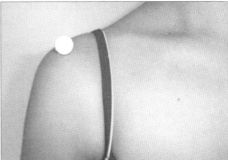

Figura 75. Ponto anatômico: acrômio.

Ponto anatômico: ângulo inferior da escápula.

Localização: ponto de transição entre a margem medial e a margem lateral da escápula. Normalmente tem aspecto arredondado e um pouco saliente.

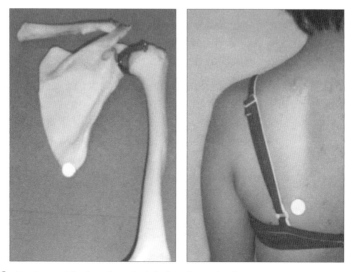

Figura 76. Ponto anatômico: ângulo inferior da escápula.

Ponto anatômico: ponto entre a margem medial e a espinha da escápula.

Localização: com uma das mãos, identificar a espinha da escápula; com a outra, identificar a margem medial da escápula. Percorrer as duas estruturas até o ponto de encontro entre elas.

Observação 1: na região de inserção das fibras descendentes do músculo trapézio e próximo ao ombro, o examinador encontrará uma crista óssea, que é a espinha da escápula; percorrendo-a até o final, em direção à coluna vertebral, deve-se colocar o marcador no ponto de transição da espinha com a margem medial da escápula.

Observação 2: a localização da margem medial pode ser facilitada pedindo à pessoa que mobilize ativamente a região escapular; isto ajudará a diminuir a tensão muscular na região, evidenciando a margem medial.

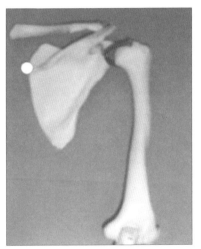
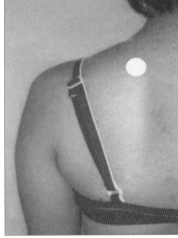

Figura 77. Ponto anatômico: ponto entre a margem medial e a espinha da escápula.

Ponto anatômico: epicôndilo lateral.

Localização: face lateral da epífise distal do úmero, lateralmente ao olécrano. Pede-se para a pessoa realizar o movimento de flexão do antebraço e localiza-se o epicôndilo lateral, mantendo o dedo do avaliador no local. Quando a pessoa voltar para extensão do antebraço, colocar o marcador na protuberância óssea mais evidente à palpação.

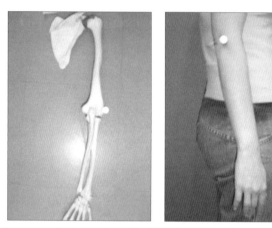

Figura 78. Ponto anatômico: epicôndilo lateral.

Ponto anatômico: processo estiloide do rádio.

Localização: protuberância óssea localizada na extremidade distal do rádio.

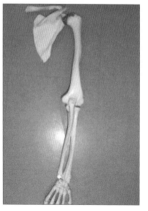
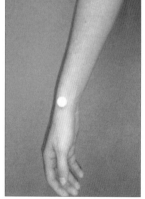

Figura 79. Ponto anatômico: processo estiloide do rádio.

Ponto anatômico: ponto médio entre o processo estiloide do rádio e a cabeça da ulna.

Localização: o processo estiloide do rádio e a cabeça da ulna são estruturas ósseas salientes, respectivamente na região lateral e medial do punho. O examinador deve apoiar o polegar na cabeça da ulna e o 3º dedo no processo estiloide do rádio, de modo que, com o dedo indicador, localize facilmente um ponto médio entre as duas estruturas citadas anteriormente. Este ponto deve estar alinhado com o 3º dedo da mão da pessoa.

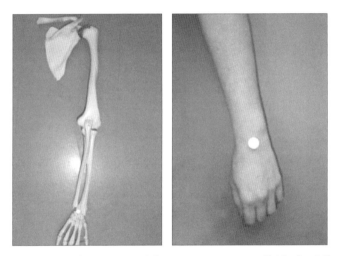

Figura 80. Ponto anatômico: ponto médio entre o processo estiloide do rádio e a cabeça da ulna.

Ponto anatômico: trocanter maior do fêmur.

Localização: palpável na região superolateral da coxa. Para localizá-lo, deve-se posicionar o polegar horizontalmente, alinhado com a linha inguinal. O avaliador deve apoiar a mão na região lateral da coxa da pessoa; com isso, o 3º dedo da mão do examinador automaticamente irá posicionar-se próximo ao trocanter maior do fêmur.

Observação: em caso de dúvida, pedir para a pessoa apoiar a mão no examinador, retirar levemente o pé do solo e realizar rotação lateral e medial da coxa. Se o examinador estiver com seu dedo no trocanter, sentirá a estrutura óssea movendo-se durante os movimentos de rotação da coxa.

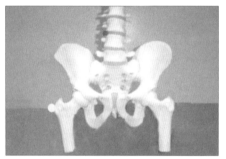 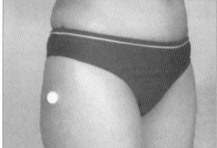

Figura 81. Ponto anatômico: trocanter maior do fêmur.

Ponto anatômico: espinha ilíaca anterossuperior.

Localização: é uma estrutura óssea localizada na extremidade anterior da crista ilíaca. A identificação do ponto pode ser obtida de duas formas:

a) O examinador posiciona-se anteriormente ao avaliado e apoia a região entre o polegar e o indicador de suas mãos nas cristas ilíacas da pessoa; as pontas dos polegares, direcionadas inferiormente, devem localizar um ponto ósseo saliente de cada lado. São as espinhas ilíacas anterossuperiores;

b) O examinador posiciona-se posteriormente ao examinado, apoia a região entre o polegar e o indicador de suas mãos nas cristas ilíacas e, com o 3º dedo das duas mãos, deve localizar anteriormente duas estruturas ósseas proeminentes, que são as espinhas ilíacas anterossuperiores direita e esquerda.

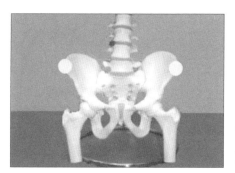
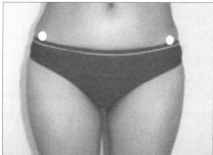

Figura 82. Ponto anatômico: espinha ilíaca anterossuperior.

Ponto anatômico: espinha ilíaca posterossuperior.

Localização: é o ponto ósseo onde termina posteriormente a crista ilíaca. Apesar de ser uma estrutura subcutânea, sua identificação é facilitada por apresentar normalmente uma depressão cutânea na superfície. Isto ocorre em função da pele e de fáscias subjacentes estarem ligadas a esta estrutura óssea.

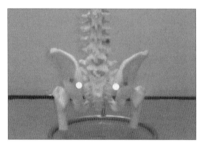 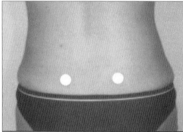

Figura 83. Ponto anatômico: espinha ilíaca posterossuperior.

Ponto anatômico: linha articular do joelho.

Localização: para a colocação do marcador, sugere-se primeiro a localização da cabeça da fíbula na região lateral do joelho; aproximadamente 5 cm superiormente ao ponto mais saliente desta estrutura óssea está a linha articular do joelho.

Observação: sugere-se a colocação do marcador na linha articular, num ponto alinhado com a cabeça da fíbula.

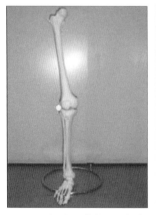 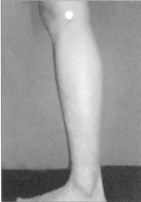

Figura 84. Ponto anatômico: linha articular do joelho.

Ponto anatômico: tuberosidade da tíbia.

Localização: é uma proeminência óssea facilmente palpável que fica aproximadamente 5 cm distal ao ápice da patela. Esta estrutura separa os côndilos medial e lateral da tíbia.

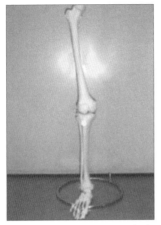
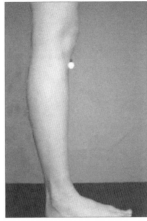

Figura 85. Ponto anatômico: tuberosidade da tíbia.

Ponto anatômico: patela.

Localização: primeiro, deve-se identificar a base e o ápice da patela, bem como as margens lateral e medial. Em seguida, localiza-se um ponto no centro da patela.

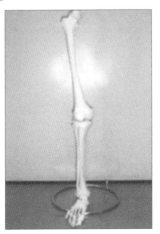
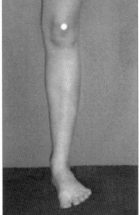

Figura 86. Ponto anatômico: patela.

Ponto anatômico: maléolo medial.

Localização: estrutura óssea proeminente da tíbia localizada na região medial do tornozelo.

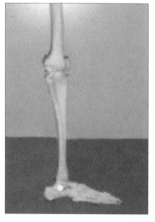 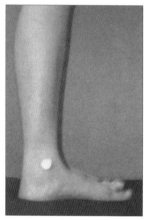

Figura 87. Ponto anatômico: maléolo medial.

Ponto anatômico: maléolo lateral.

Localização: estrutura óssea proeminente da fíbula localizada na região lateral do tornozelo. O maléolo lateral prolonga-se mais distalmente (1 a 2 cm) e mais posteriormente do que a extremidade do maléolo medial.

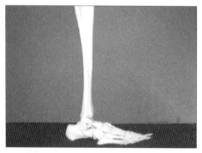 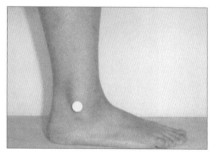

Figura 88. Ponto anatômico: maléolo lateral.

Ponto anatômico: ponto entre a cabeça do 1º e do 2º metatarsos.

Localização: colocar o marcador no ponto entre a cabeça do 1º e do 2º metatarsos.

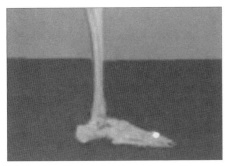 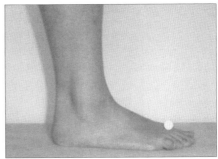

Figura 89. Ponto anatômico: ponto entre a cabeça do 1º e do 2º metatarsos.

Ponto anatômico: calcâneo.

Localização: palpar as regiões posterior, medial e lateral do calcâneo e posicionar o marcador na região posterior do osso, alinhado com o tendão calcâneo.

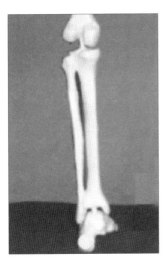 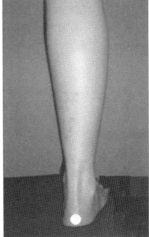

Figura 90. Ponto anatômico: calcâneo.

Ponto anatômico: tendão do calcâneo – antigo tendão de Aquiles (Sociedade Brasileira de Anatomia, 2001; Nomina Anatomica, 1984).

Localização: localizar os maléolos medial e lateral e colocar o marcador na região posterior da perna, no ponto médio entre as duas estruturas ósseas.

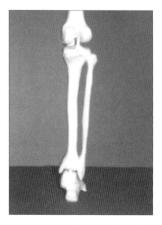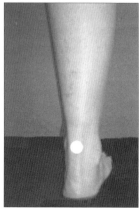

Figura 91. Ponto anatômico: tendão do calcâneo.

Pontos da coluna vertebral

A localização correta dos processos espinhosos não é muito fácil e requer atenção e prática. Junqueira (2004) descreve a importância clínica da palpação dos processos espinhosos torácicos, mas salienta que o fato de estarem situados profundamente à musculatura paravertebral dificulta seu reconhecimento.

Os processos espinhosos torácicos são longos e inclinam-se inferiormente, sobrepondo a vértebra abaixo. A partir de T4 ou T5 até T7 ou T8, a inclinação dos processos espinhosos é bem pronunciada, sendo possível palpar no mesmo alinhamento horizontal, um pouco lateralmente, a margem inferior ou o processo transverso da vértebra subjacente.

O caminho mais fácil para palpação dos processos espinhosos é localizar primeiramente C7 de maneira precisa e, a partir dela, palpar as outras vértebras, lembrando que, a partir de T4, o aumento do tamanho das vértebras é progressivo em função da necessidade de suportar o peso. Pode ocorrer variação no número de vértebras torácicas, lombares ou sacrais sem que isso gere sintomas ou doenças.

Ponto anatômico: processo espinhoso de C7.

Localização: uma maneira de facilitar sua identificação é pedir para a pessoa realizar o movimento de flexão da cabeça; isto evidenciará o processo espinhoso de C7. O examinador deverá posicionar o dedo no local e acompanhar o movimento de retorno para marcar o ponto no indivíduo com a cabeça na posição neutra.

Observação 1: deve-se tomar cuidado para não confundir C7 com T1, o que pode ser evitado realizando o movimento passivo de extensão da cabeça a partir da posição neutra; durante este movimento, C7 tende a mover-se mais anteriormente do que T1, o que pode ser verificado mantendo o dedo apoiado no ponto que foi identificado pelo examinador como C7.

Observação 2: outra possibilidade é sentir a mobilização dos processos espinhosos durante o movimento de extensão combinado com a rotação da cabeça. Espera-se sentir maior mobilidade em C7.

Ponto anatômico: processo espinhoso de T1.

Localização: alinha-se com o ângulo superior da escápula.

Ponto anatômico: processo espinhoso de T3.

Localização: alinha-se com a extremidade medial da escápula. O ponto de transição entre a espinha da escápula e a margem medial da escápula, pode ser considerado como o ponto mais medial da escápula.

Ponto anatômico: processo espinhoso de T7.
Localização: alinha-se com os ângulos inferiores das escápulas.

Ponto anatômico: processo espinhoso de L4.
Localização: alinha-se com uma linha horizontal traçada a partir dos ápices das cristas ilíacas direita e esquerda (plano supracristal). Se o examinador colocar os dedos indicadores nas cristas ilíacas direita e esquerda, posicionará os polegares no espaço interespinhoso de L4/L5.

Ponto anatômico: processo espinhoso de S1.
Localização: não há referência específica sobre a localização do ponto. Sabe-se que S2 está alinhada com uma linha que une as depressões cutâneas que caracterizam as espinhas ilíacas posterossuperiores.

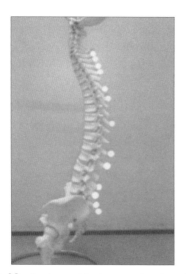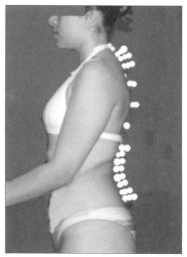

Figura 92. Ponto anatômico: pontos da coluna vertebral.

6 PROTOCOLO DE REGISTRO DA GONIOMETRIA

6 Protocolo de Registro da Goniometria

Dados do(a) paciente

Nome do(a) paciente:		
Idade: anos Gênero: Cor:		
Peso: kg Altura: m IMC: kg/m^2		
Profissão atual: Profissão anterior:		
Nível de escolaridade:		
( ) Sem estudo	( ) 1° grau incompleto	( ) 1° grau completo
( ) 2° grau incompleto	( ) 2° grau completo	( ) Universitário
Estado civil:		
( ) Casado(a) ( ) Solteiro(a) ( ) Separado(a) ( ) Viúvo(a)		
Diagnóstico médico:		
Fisioterapeuta:		
Informações gerais (dor, hábitos, ocupação etc.):		

Membros superiores

Movimento ativo ( )   Movimento passivo ( )

ARTICULAÇÃO	LADO DIREITO	LADO ESQUERDO
Ombro		
Flexão		
Extensão		
Abdução		
Adução		
Rotação medial		
Rotação lateral		
Cotovelo		
Flexão		
Radiulnar		
Supinação		
Pronação		
Punho		
Flexão		
Extensão		
Desvio ulnar – adução		
Desvio radial – abdução		
Carpometacarpal do polegar		
Flexão		
Abdução		
Extensão		
Metacarpofalângicas		
Flexão		
Extensão		
Abdução		
Adução		
Interfalângicas		
Flexão		
Extensão		

Membros inferiores

Movimento ativo ( )   Movimento passivo ( )

ARTICULAÇÃO	LADO DIREITO	LADO ESQUERDO
Quadril		
Flexão		
Extensão		
Abdução		
Adução		
Rotação medial		
Rotação lateral		
Joelhos		
Flexão		
Tornozelos		
Flexão dorsal		
Flexão plantar		
Adução ou inversão		
Abdução ou eversão		
Metatarsofalângicas		
Flexão – 1º dedo		
Flexão – 2º ao 5º dedo		
Extensão – 1º dedo		
Extensão – 2º ao 5º dedo		
Interfalângicas		
Flexão – 1º dedo		
Interfalângicas proximais – 2º ao 5º dedo		
Interfalângicas distais – 2º ao 5º dedo		

Coluna vertebral

Movimento ativo ( )   Movimento passivo ( )

MOVIMENTO	REGIÃO LOMBAR	REGIÃO CERVICAL
Flexão		
Extensão		
Inclinação lateral direita		
Inclinação lateral esquerda		
Rotação direita		
Rotação esquerda		

Medidas especiais

MOVIMENTO	LADO DIREITO	LADO ESQUERDO
Valgo de joelhos		
Varo de joelhos		
Recurvado de joelhos		
Valgo de cotovelo		
Varo de cotovelo		
Valgo de retropé		
Varo de retropé		
Hálux valgo		
FLEXIBILIDADE	LADO DIREITO	LADO ESQUERDO
Índice de Schober		
Índice de Stibor		
Terceiro dedo solo anterior		

Referências Bibliográficas

American Academy of Orthopaedic Surgeons, American Society for Surgery of the Hand. Joint motion: method of measuring and recording. Chicago: Churchill Livingstone; 1965. 87 p.

Atkinson G, Nevill AM. Statistical methods for assessing measurement error (reliability) in variables relevant to sports medicine. Sports Med. 1998;26(4):217-38.

Boone DC, Azen SP, Lin CM, Spence C, Baron C, Lee L. Reliability of goniometric measurements. Phys Ther. 1978;58:1355.

Carvalho RMF, Mazzer N, Barbieri CH. Análise da confiabilidade e reprodutibilidade da goniometria em relação à fotogrametria na mão. Acta Ortop Bras. 2012;20(3):139-49.

Chaves TC, Nagamine HM, Belli JFC, de Hannai MCT, Bevilaqua-Grossi D, de Oliveira AS. Confiabilidade da fleximetria e goniometria na avaliação da amplitude de movimento cervical em crianças. Rev Bras Fisioter. 2008;12(4):283-9.

Conte ALF, Marques AP, Casarotto RA, Amado-João SM. Handedness influences passive shoulder range of motion in nonathlete adult women. J Manipulative Physiol Ther. 2009;32:149-53.

Cruz Filho A. Clínica reumatológica. Rio de Janeiro: Guanabara Koogan, 1980.

Elveru RA, Rothstein JM, Lamb RL. Goniometric reliability in a clinical setting. Phys Ther. 1988;68:672-7.

Ferreira EAG. Postura e controle postural: desenvolvimento e aplicação de método quantitativo de avaliação postural. [Tese]. São Paulo: Faculdade de Medicina da Universidade de São Paulo; 2006.

Ferreira EAG, Duarte M, Maldonado EP, Burke TN, Marques AP. Postural assessment software (PAS/SAPO): validation and reliability. CLINICS. 2010;65(7):675-81. Disponível em: www.scielo.br/pdf/clin/v65n7/a05v65n7.pdf.

Fess EE. Guidelines for evaluating assessment instruments. J Hand Ther. 1995;8(2):144-48.

Fleiss JL, cited in Delitto A, Strube MJ (1999). Reliability in the clinical setting. American Physical Therapy Association Research Section Newsletter. 1986;21:2-8.

Gajdosik RL, Simpson R, Smith R, DonTigny RL. Pelvic tilt. Intratester reliability of measuring the standing position and range of motion. Phys Ther. 1985;65:169-74.

Gajdosik RL, Bohannon RW. Clinical measurement of range of motion. Phys Ther. 1987;67:1867-72.

Gangnet N, Pomero V, Dumas R, Skalli W, Vital JM. Variability of the spine and pelvis location with respect to the gravity line: a three-dimensional stereoradiographic study using a force platform. Surg Radiol Anat. 2003;25:424-33.

Gogia PP, Braatz JH, Rose SJ, Norton BJ. Reliability and validity of goniometric measurements at the knee. Phys Ther. 1987;67(2):192-5.

Hamil J, Knutzen KM. Bases biomecânicas do movimento humano. São Paulo: Manole; 1999.

Hoppenfeld S. Propedêutica ortopédica. São Paulo: Atheneu; 1987.

Iunes DH, Castro FA, Salgado HS, Moura IC, Oliveira AS, Bevilaqua-Grossi D. Confiabilidade intra e interexaminadores e repetibilidade da avaliação postural pela fotogrametria. Rev Bras Fisioter. 2005;9(3):327-34.

Junqueira L. Anatomia palpatória – tronco, pescoço, ombro e membros superiores. Rio de Janeiro: Guanabara Koogan; 2004.

Magee DJ. Orthopedic physical assessment. Philadelphia, Pennsylvania: Saunders; 1997.

Marques AP. Um delineamento de linha de base múltipla para investigar efeitos de procedimentos de ensino sobre diferentes comportamentos envolvidos em avaliação goniométrica. [Dissertação]. São Carlos: Universidade Federal de São Carlos; 1990.

Moore ML. The measurement of joint motion. Pt. I. Introductory review of literature. Phys Ther. 1949;29:195-205.

Moore ML. The measurement of joint motion. Pt. II. The technic of goniometry. Phys Ther. 1949;29:256.

Nomina Anatomica. 5.ed. [s.l.]: MEDSI; 1984. (Aprovada pelo 11º Congresso Internacional de Anatomistas, México, 1980.)

Norkin CC, White DJ. Medida do movimento articular: manual de goniometria. Porto Alegre: Artes Médicas; 1997.

Nussbaumer S, Leunig M, Glatthorn JF, Stauffacher S, Gerber H, Maffiuletti NA. Validity and test-retest reliability of manual goniometers for measuring passive hip range ofmotion in femoroacetabular impingementpatients. BMC Musculoskeletal Disorders. 2010;11:194.

Riddle DL, Rothsteins JM, Lamb RL. Goniometric reliability in a clinical setting. Phys Ther. 1987;67:668-73.

Rothstein JM. Measurement and clinical practice: theory and application. In: Rothstein JM (ed.) Measurement in physical therapy. New York: Churchill Livingstone; 1985. p.1-46.

Sociedade Brasileira de Anatomia. Terminologia anatômica – Terminologia anatômica internacional. Barueri: Manole; 2001.

Watson AWS. Procedure for the production of high quality photographs suitable for the recording and evaluation of posture. Rev Fisioter Univ São Paulo. 1998;5(1):20-6.

Bibliografia consultada

Gangnet N, Pomero V, Dumas R, Skalli W, Vital JM. Variability of the spine and pelvis location with respect to the gravity line: a three-dimensional stereoradiographic study using a force platform. Surg Radiol Anat. 2003;25:424-33.

Kendal FP, McCreary EK, Provance PG. Músculos: provas e funções. São Paulo: Manole; 1995.

Leunig SNM, Glatthorn JF, Stauffacher S, Gerber H, Maffiuletti NA. Validity and test-retest reliability of manual goniometers for measuring passive hip range of motion in femoroacetabular impingement patients. BMC Musculoskeletal Disorders. 2010;11:194.

Licht S. Terapeutica por el ejercicio. Barcelona: Salvat; 1963.

Minor MAD. Patient evaluation methods for the health professional. Reston: Reston Publishing; 1985.

Moore KL, Agur AMR. Fundamentos de anatomia clínica. Rio de Janeiro: Guanabara Koogan; 1998.

Moore KL, Dalley AF. Anatomia orientada para a clínica. 4.ed. Rio de Janeiro: Guanabara Koogan; 2001.

Smith LK, Weiss EL, Lehmkuhl LD. Cinesiologia clínica de Brunnstrom. São Paulo: Manole; 1997.

Tixa S. Atlas de anatomia palpatória do pescoço, do tronco e do membro superior: investigação manual de superfície. São Paulo: Manole; 2000.

Tixa S. Atlas de anatomia palpatória do membro inferior: investigação manual de superfície. São Paulo: Manole; 2000.